药酒大全

金恒锋◎主编

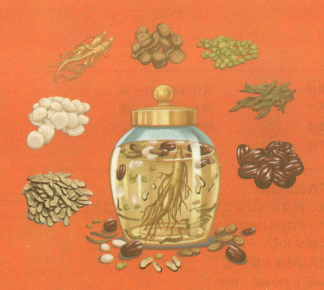

中原农民出版社
·郑州·

图书在版编目（CIP）数据

药酒大全 / 金恒锋主编. -- 郑州 ：中原农民出版

社，2025. 5. -- ISBN 978-7-5542-3235-4

Ⅰ．R289.5

中国国家版本馆CIP数据核字第2025GK0060号

药酒大全

YAOJIU DAQUAN

出 版 人：刘宏伟　　　　　　　责任印制：孙　瑞

选题策划：柴延红　　　　　　　美术编辑：杨　柳

责任编辑：肖攀锋　　　　　　　特约设计：末末美书

责任校对：张晓冰

出版发行：中原农民出版社

　　　　　地址：河南自贸试验区郑州片区（郑东）祥盛街 27 号 7 层

　　　　　电话：0371-65788879

经　　销：全国新华书店

印　　刷：河南承创印务有限公司

开　　本：160 mm × 230 mm　　1/16

印　　张：10

字　　数：180 千字

版　　次：2025 年 5 月第 1 版

印　　次：2025 年 5 月第 1 次印刷

定　　价：58.00 元

前言
PREFACE

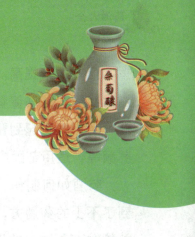

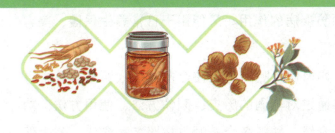

　　我国人民对酒的研究和运用，可谓炉火纯青。在我国古代，酒被称为"百药之长"，素与医疗活动有着不解之缘。繁体的"医"字从"酉"，"酉"字最早见于商代甲骨文，其本义是酒器，引申为酒。这可能是我们的先祖在无意中饮用了发酵的瓜果汁后，发现它们能治疗一些虚寒腹痛类的疾病，从而将酒与医疗活动紧密地结合在了一起。

　　我国现存最早的医学名典《黄帝内经》中就有专门讨论用药之道的《汤液醪醴论》篇，其中的"醪醴"就是指药酒。可见，远在战国时代，人们便对药酒的医疗作用有了较为深刻的认识。日月如梭，斗转星移，药酒的制作方法和应用在不断发展和完善。到了现代，科学技术有了突飞猛进的发展，药酒的生产也趋向于标准化和科学化，其研制工作呈现一派新的局面。

　　从古至今，药酒在中医药学中一直占据着重要地位。为什么我国古今之人对药酒的研究、制作和应用如此痴迷呢？这是因为作为饮料的酒与治病强身的药"溶"为一体，变成药酒之后，既具有配制和服用简便、能有效掌握剂量、吸收迅速、药性稳定、安全有效和人们乐于接受等优点，又能药借酒力、酒助药势，使药的功效得以充分发

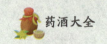

挥，疗效大大提高。一般来说，药酒的功效主要体现在理气活血、滋阴壮阳、舒筋健骨、补脾和胃、养肝明目、益智安神等方面。因此，药酒既可起到预防疾病的作用，又能用于日常养生保健、美容养颜等，适用范围广泛。

药酒如何制作、如何使用呢？笔者在众多的古代医学典籍中寻到了不少的药酒方，通过对药酒的历史、制作方法、使用方法、功效等方面的知识进行介绍，并将各个药酒方按照各科疾病、养生保健、美容养颜等分门别类，编写成了这本《药酒大全》。其内容主要包括内科疾病药酒、外科疾病药酒、妇科疾病药酒、五官科疾病药酒、骨科疾病药酒、养颜美容类药酒、补益调养类药酒、健脑安神类药酒。在方便广大读者学习制作药酒、使用药酒的同时，还使用了大量真实的彩色中药材图片和其他精美的插图，既有助于大家认识中药材，又能丰富阅读，增加美的享受！

编者

2025年1月

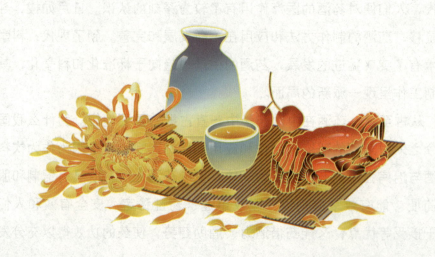

目 录
CONTENTS

第一章 药酒的相关知识

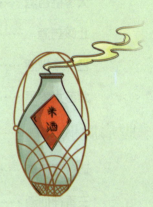

第二章 内科疾病药酒

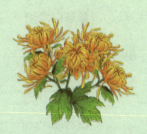

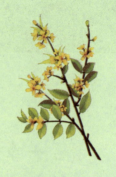
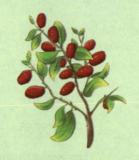
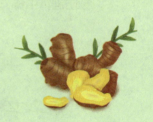
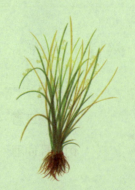

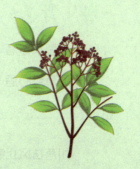

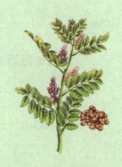

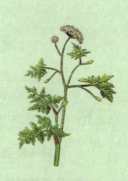

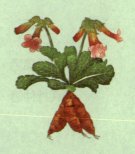

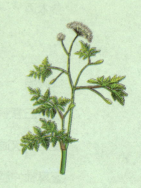

第三章　外科疾病药酒

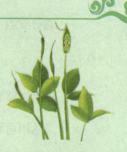

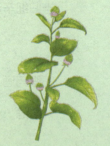

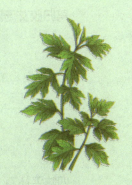

第四章 妇科疾病药酒

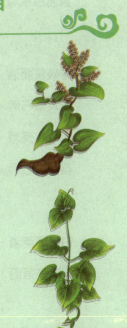

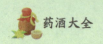
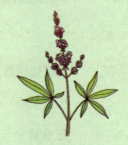
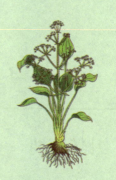
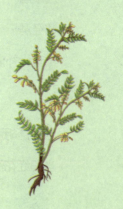

第六章 骨科疾病药酒

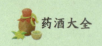

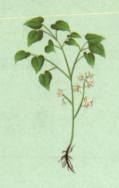

第七章 养颜美容类药酒

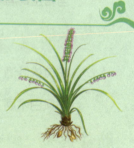

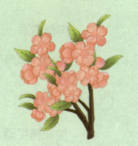

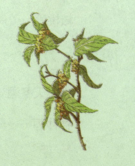

第八章 补益调养类药酒

第九章 健脑安神类药酒

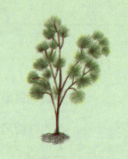

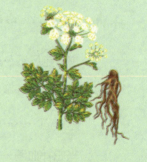

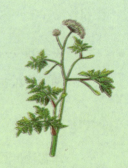

第一章

药酒的相关知识

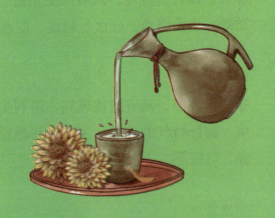

　　药酒，在中药方剂学上又被称为酒剂，是中医药学的传统剂型之一，有着悠久的历史，在我国中医药史上有着重要的地位，素有"百药之长"之称。本章将从药酒的作用、历史、种类及制作等方面，介绍药酒的相关知识。

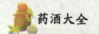

推荐药材

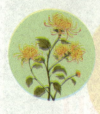

菊花

味甘、苦，性微寒，具有散风清热、平肝明目、清热解毒的功效；主治风热感冒、头痛眩晕、目赤肿痛、眼目昏花、疮痈肿毒。

三七

味甘、微苦，性温，具有散瘀止血、消肿定痛的功效；主治咯血、吐血、衄血、便血等。

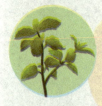

薄荷

味辛，性凉，具有疏散风热、清利头目、利咽透疹、疏肝行气的功效；主治风热感冒、头痛、目赤、口疮等。

生地黄

味甘，性寒，具有清热凉血、养阴生津的功效；主治热入营血、温毒发斑、吐血衄血、热病伤阴、舌绛烦渴、津伤便秘、阴虚发热等。

人参

味甘、微苦，性微温，具有大补元气、复脉固脱、补脾益肺、生津养血、安神益智等功效；主治体虚欲脱、气血亏虚、惊悸失眠等。

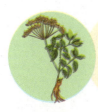

独活

味辛、苦，性微温，具有祛风除湿、通痹止痛的功效；主治风寒湿痹、腰膝疼痛等。

茯苓

味甘、淡，性平，具有利水渗湿、健脾宁心的功效；主治水肿尿少、便溏泄泻、心神不安等。

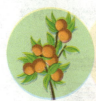

陈皮

味辛、苦，性温，具有理气健脾、燥湿化痰的功效；主治食少吐泻、咳嗽痰多等。

半夏

味辛，性温，有毒，具有燥湿化痰、降逆止呕、消痞散结的功效；主治呕吐、反胃、咳喘痰多等。

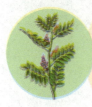

甘草

味甘，性平，具有补脾益气、祛痰止咳、缓急止痛、清热解毒、调和诸药等功效；主治咳嗽痰多、脘腹和四肢挛急疼痛、痈肿疮毒等。

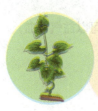

山药

味甘，性平，具有补脾养胃、生津益肺、补肾涩精的功效；主治脾虚食少、久泻不止、肺虚喘咳等。

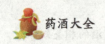

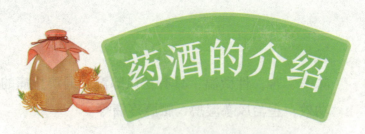

何 为 药 酒

　　所谓药酒，就是把植物的根、茎、叶、花、果和动物的全体或部分脏器，以及某些矿物质成分按一定比例浸泡在白酒、黄酒等酒中，使药物的有效成分溶解于酒内，经过一定时间后去除渣滓而制成的，也有一些药酒是通过发酵等方法制得的。

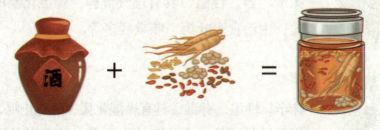

　　因为酒有通血脉、行药势、温肠胃、御风寒等作用，所以酒和药配伍可以增强药力，既能防治疾病，又可用于病后的辅助治疗。

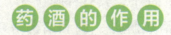

1　理气活血

　　气，维持人体的生命活动；血，滋养全身的脏腑组织。药酒可以益气补血，令人精神振奋、身心舒畅。

2　滋阴壮阳

　　健康的身体应该处于阴阳平衡的状态，阴阳偏盛、偏衰都有可能引起疾病。

药酒可以滋阴补阳，让人体达到阴阳平衡的健康状态。

③ 舒筋健骨

肾主管骨骼的生长、修复，肝的气血可以养筋。药酒可以起到补肾、补肝的作用，从而达到强筋壮骨的功效。

④ 补胃和脾

胃主受纳，脾主运化，胃和脾主要负责消化食物，并把营养物质输送到全身。饭前适量饮酒能促进胃液和胃酸分泌，促进消化，从而提高食欲。

⑤ 养肝明目

肝开窍于目，眼睛要靠肝的滋养来发挥视觉功能。药酒可以起到保肝护肝、增强视力的作用。

⑥ 益智安神

生活中有些人会因为精神压力大而长期处于紧张状态，这样很容易生病。而少量饮酒能够缓解疲劳、振奋精神、减少抑郁、缓解紧张，还可以增强人的安定感和愉悦感，更有益于身心健康。

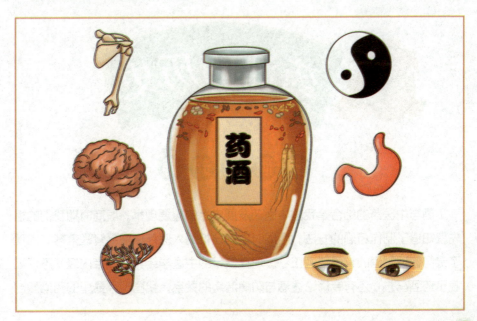

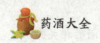
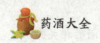

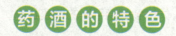

药酒的特色

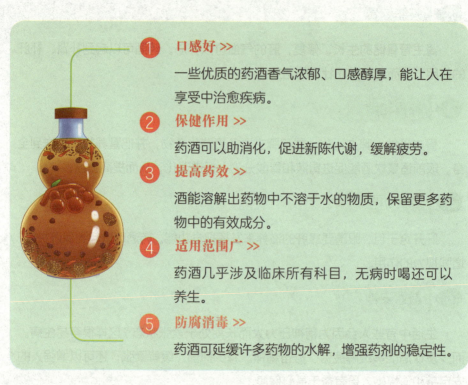

1 口感好 >>

一些优质的药酒香气浓郁、口感醇厚，能让人在享受中治愈疾病。

2 保健作用 >>

药酒可以助消化，促进新陈代谢，缓解疲劳。

3 提高药效 >>

酒能溶解出药物中不溶于水的物质，保留更多药物中的有效成分。

4 适用范围广 >>

药酒几乎涉及临床所有科目，无病时喝还可以养生。

5 防腐消毒 >>

药酒可延缓许多药物的水解，增强药剂的稳定性。

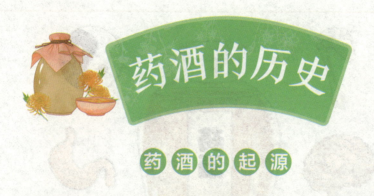

药酒的历史

药酒的起源

酒与中医药的结合是我国中医药发展史上的重要创举。殷商时期我们的祖先就知道了制作药酒的方法。西周时期酒已被纳入医疗保健品管理范畴，出现了专门管理制酒的官员"酒正"。现存最早的中医学经典《黄帝内经》不仅记载了药酒配方，还有专篇论述酒与防病治病的关系。我国现存最早的药酒酿制方是 1973 年从马王堆汉墓中出土的《五十二病方》，其中记载了 30 余种治疗蛇伤、疖疮等疾病的药酒方。同墓出土的还有《养生方》《杂疗方》，记载了关于药酒的酿制工艺，其中《养生方》中还有药酒的制作过程、服用方法、功能主治等内容，是我国酿制药酒最早的完整记载。由此可见，我国的药酒在先秦时期就有了一定的发展。

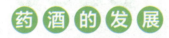

药 酒 的 发 展

隋唐时期药酒被广泛使用，当时孙思邈的《备急千金要方》里出现了几十条药酒方，涉及补益强身、内科、外科、妇科等方面，并且对药酒的毒副作用有一定描述。宋元时期对药酒的认识到了新阶段，药酒配方数量有上百种，还逐渐出现了养身延年、美容保健等方面的药酒。

到了明朝，一些新的药酒方开始问世，李时珍的《本草纲目》里记载了上百种药酒方。清朝的药酒业进一步发展，在《医方集解》与《随息居饮食谱》等著作中，都记载了许多新的药酒方。清朝药酒除了能够治病，更突出了养生保健的作用。至此，药酒已发展为一种比较完善和成熟的养生治病方法。

民国时期，混乱的局势阻碍了药酒的发展。而中华人民共和国成立后，药酒研制工作取得了巨大进步，文献整理取得新进展，理论认识逐渐加深。随着药酒品种的增加，制备工艺开始不断改进，药酒生产也逐步走向标准化、工业化。

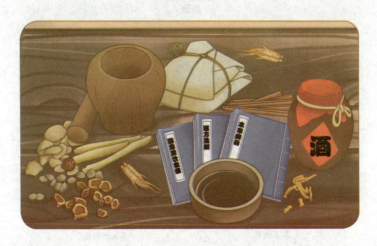

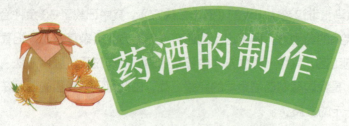

药酒的制作

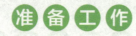

一、药酒配方

不同的基酒、不同的药物作用不同，所以制作药酒前需选好药酒配方。养生保健酒要根据自己的体质，在适宜的季节饮用。如益气温阳的药酒适合冬季饮用，清热泻火的药酒适合夏季饮用。制作理伤疗疾的药酒，则要根据疾病的中医证型和发展阶段选用合适的配方。

二、选择药物

制备药酒要注意药物的质量，不能使用腐败变质的药物，也不能随意增减药物。要注意每一种药物的品名和用量，以免造成不良后果。药物入酒之前要经过加工炮制，去除杂质和污物。而一些有毒副作用的中药要谨慎使用，要经过仔细加工以确保安全。

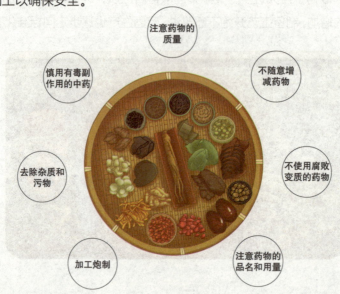

注意药物的质量

慎用有毒副作用的中药

不随意增减药物

去除杂质和污物

不使用腐败变质的药物

加工炮制

注意药物的品名和用量

三、选择基酒

配制药酒的基酒通常是烧酒等酒精（乙醇）含量较高的蒸馏酒，以及米酒、黄酒等酒精含量较低的发酵酒。选择基酒时也要注意质量，制作药酒通常选用 50 ～ 60 度的白酒。祛风湿类药酒和治疗跌打损伤类的外用药酒酒精度数要适当高些，可以增强药效；滋补类药酒的基酒度数要适当低些，让药效缓慢释放。不善饮酒者制作药酒可以选择低度的白酒、黄酒、米酒或果露酒等，并适当延长浸泡时间、增加浸泡次数。

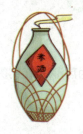
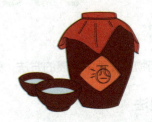

四、制酒容器

制作药酒的容器至少要满足四点要求：

▶ 1. 经过高温加热等消毒处理，保证洁净。

▶ 2. 容量够大，药液浸泡、加热后不会溢出。

▶ 3. 密封性好，防止水分、酒精、药物等有效成分挥发散失。

▶ 4. 性质稳定，避免与药物的有效成分发生化学反应。

小贴士

最好的容器是深色广口瓶、瓦罐、陶器和砂锅，其次是成分稳定的不锈钢器具。

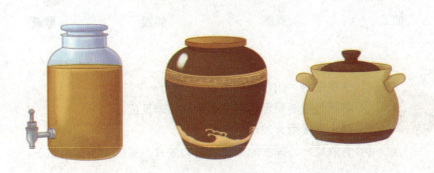

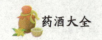

五、制酒时令

春、秋时节气温适宜，原料易保存，药物成分析出速度适中。而且春、秋时节制作的药酒经过贮藏后，正好适合冬季饮用。养生保健酒多偏温性，适合在寒冷的冬季饮用。冬季人体新陈代谢相对缓慢，这时进补易被吸收。

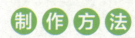

制作方法

一、浸渍法

浸渍法是将药物放在酒中浸渍的方法，分为热浸法和冷浸法两种。

（一）热浸法

操作步骤

▶ 1. 把药材加工成粗末或薄片，放在小砂锅或者搪瓷罐等容器里。

▶ 2. 加入 50 度左右的白酒（一般为药材量的 4 ～ 6 倍，或根据处方规定量），密封。

▶ 3. 隔水煮至药面出现泡沫。

▶ 4. 密封静置 10 ～ 15 日，取上清液。

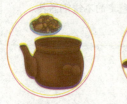
加工

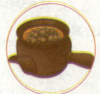
煮沸

静置

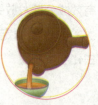
取液

温馨贴士

① 注意密封，防止酒精挥发。
② 容器性质要稳定，避免多余的化学反应。
③ 禁止直接用火加热。
④ 有效成分易挥发的或受热后功效会改变的中药禁用此法。

（二）冷浸法

操作步骤

» 1. 药材适当切制加工，泡用的酒量不多时，可将切片或粉碎的药物用干净的纱布、绢布袋包装，扎紧袋口，放入酒器中；大剂量制作则不用袋装，直接将药材置于容器内即可。

» 2. 按处方比例加入适量的基酒。如果处方中未规定酒的用量，则酒的用量大致为药材用量的 8 ~ 12 倍，也可根据中药材的性质适当增减酒的用量。

» 3. 每天摇晃或搅拌 1 ~ 2 次，7 日后每周摇晃或搅拌 1 次，常温静置 20 日左右。

» 4. 倒出上清液，药渣压榨后弃去，酒液静置后过滤澄清。

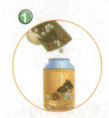 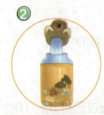 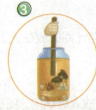 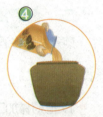

温馨贴士

①避免阳光直射。
②冬季浸渍时间延长至20 ~ 30日。
③如需加入砂糖或蜂蜜矫味着色，需用等量基酒将砂糖或蜂蜜温热溶解，再与药液混合。

二、酿制法

酿制法是将米、酒曲和药物混合，通过直接发酵的方法酿制成酒。

操作步骤

» 1. 将药材拣洗干净，打成粗粉状；糯米（黄黏米）淘洗干净，酒曲粉碎。

» 2. 取适量糯米泡在水中，蒸煮成干粥状，冷却至 30℃左右。

» 3. 将药粉、糯米饭和酒曲拌匀，装入干净的容器里，加盖密封。

» 4. 放在保温处，4 ~ 6 日后压榨、澄清，滤取酒液。将滤取的酒液装瓶，再隔水加热至 75 ~ 80℃，以杀灭酵母菌及其他杂菌。

淘米

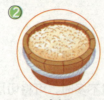

煮饭

密封

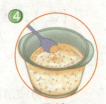

取液

温馨贴士

① 器具和手必须保持洁净。

② 糯米饭的生熟和黏稠度要适当。

③ 一般每500g糯米加4~6g酒曲，气温低时酒曲可增加一些。

④ 酿制过程中不能沾冷水。

三、煎煮法

煎煮法是将酒与药汁同时放在火上煎煮的方法。

操作步骤

➤ 1. 把药材加工后放入砂锅内，加水没过药材6~10cm，浸泡4~6小时。

➤ 2. 加热煮沸1~2小时，过滤。

➤ 3. 药渣加适量水复煎1次，过滤。

➤ 4. 把两次的滤液合并，静置6~12小时。

➤ 5. 取上清液加热浓缩成稠状清膏（一般每5000g生药煎成清膏1500~2500g）。

➤ 6. 冷却后加入与清膏等量的50~60度白酒，搅拌均匀。放入容器内密封静置7日，取上清液过滤。

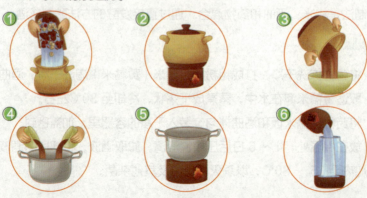

① 注意密封，防止有效成分挥发。
② 容器要性质稳定，避免多余的化学反应。
③ 有效成分易挥发的或受热后功效会改变的中药禁用此法。

四、渗滤法

渗滤法是将适度粉碎的药材置于渗滤筒中，由上部不断添加溶剂，溶剂渗过药材层向下流动过程中浸出药材成分的方法。

操作步骤

▶ 1. 将药物碎成粗末，加适量白酒浸至药材膨胀。

▶ 2. 装入底部垫有脱脂棉的渗滤器中，用木棒压紧。

▶ 3. 顶层盖纱布，压一层洗净的小石子。

▶ 4. 打开渗滤器下口开关，从顶端缓慢注入白酒，液体自下口流出时关闭开关，收集渗滤液。

▶ 5. 继续加白酒至高出药粉面数厘米，密封静置 24 ~ 48 小时，打开下口开关，收集渗滤液。

▶ 6. 反复操作，合并渗滤液，加矫味剂溶解。

▶ 7. 静置数日，过滤。

▶ 8. 加白酒至规定量。

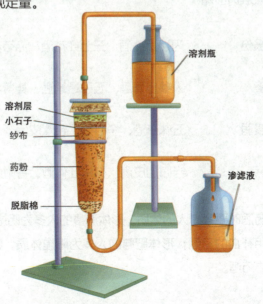

溶剂瓶
溶剂层
小石子
纱布
药粉
脱脂棉
渗滤液

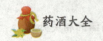

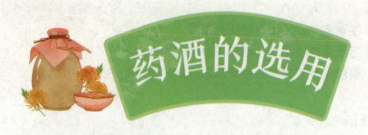

要请医生根据自己的身体状况和治疗疾病的需要来选用药酒。

气血双亏	十全大补酒、八珍酒、百益长寿酒、刺五加酒等
脾气虚弱	人参酒、当归黄酒、长寿补酒、参桂营养酒等
肝肾阴虚	当归酒、枸杞子酒、黄精酒、山药酒、天冬酒等
肾阳亏损	龟龄集酒、参茸酒、肉桂酒、仙茅酒等
中风后遗症、风寒湿痹	桃红通脉酒、搜风酒、冯了性药酒等
风湿性及类风湿性关节炎、风湿所致肌肉酸痛	抗风湿酒、二乌止痛酒、桃红酒、独活寄生酒等
筋骨损伤	闪挫止痛酒、三七红花酒、赤芍当归酒等
阳痿	人参鹿茸酒、五子螵蛸酒、补肾壮阳酒等
神经衰弱	五味子酒、宁心酒、合欢皮酒等
月经病	当归加皮酒、枸杞杜仲酒、香附红花酒等

　　选用滋补药酒时要考虑人的体质。形体消瘦的人多为阴虚体质，容易上火、伤津，适合养阴补血的药酒；形体肥胖的人多为阳虚体质，容易生痰、怕冷，适合温阳益气的药酒。

药酒的适用范围

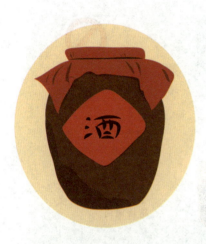

药酒，不仅仅是药材与酒液的简单融合，更是中医药理论与实践智慧的结晶。将精选的药材浸泡于酒中，经过沉淀与转化，药材的有效成分逐渐溶解于酒液之中，就形成了具有特定功效的药酒。

正是这种独特的制备方式，使得药酒在强身健体、养生保健、美容养颜、治疗疾病等多个方面被广泛应用。

1 强身健体

药酒有滋补身体的功效，可用于预防疾病，也可以用于生病后的调养和辅助治疗。

2 养生保健

药酒可以增强人体的免疫力，改善体质，恢复人的精力。药酒对中老年人有好处，有延年益寿的功效。

3 美容养颜

药酒可活血化瘀、补血养血、滋阴润燥、利水渗湿，合理使用能消除面部色斑和色素沉着，改善皮肤苍老、粗糙、黧黑、萎黄等问题，有美白、护肤和降脂减肥的作用。

4 治疗疾病

药酒可以治疗很多疾病，包括内科、外科、妇科、骨科、皮肤科、眼科、耳鼻喉科等多种常见病和部分疑难杂症。一些急性疾病或慢性疾病也可以用药酒来治疗，副作用小且效果颇佳。

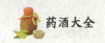

预防酒精中毒

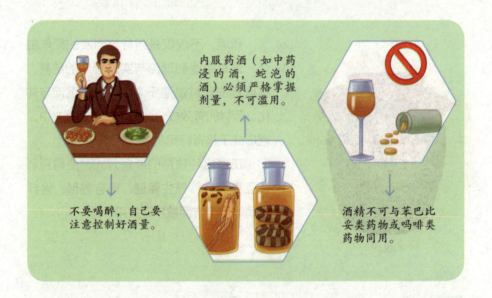

内服药酒（如中药浸的酒，蛇泡的酒）必须严格掌握剂量，不可滥用。

不要喝醉，自己要注意控制好酒量。

酒精不可与苯巴比妥类药物或吗啡类药物同用。

酒精中毒是由于一次饮酒过多，酒精进入人体后，超过了肝脏的代谢能力，在体内蓄积而导致的中毒症状。以下是一些预防酒精中毒的方法。

适量饮酒：根据《中国居民膳食指南》提示，成年人一天饮用的酒精量不超过 15g。

避免空腹饮酒：在饮酒前，先吃一些食物，如主食、肉类、蔬菜等，这样可以使酒精在胃内被食物稀释，延缓酒精的吸收，从而降低酒精中毒的风险。

饮酒不能吃药：某些药物如头孢类抗生素、甲硝唑等，会抑制酒精代谢过程中的乙醛脱氢酶，使乙醛在体内蓄积，从而引发双硫仑样反应。表现为面部潮红、头痛、眩晕、心慌、气促、呼吸困难、恶心、呕吐等，严重者可出现血压下降、休克甚至死亡。

第二章
内科疾病药酒

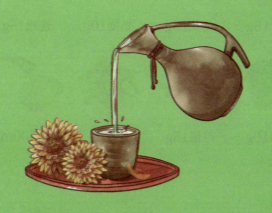

　　内科一般分为心血管内科、神经内科、呼吸内科、消化内科、内分泌科、血液内科等，内科疾病包含呼吸系统、消化系统、循环系统、内分泌系统等多个系统和器官的多种常见疾病。下面给大家推荐一些治疗内科疾病的药酒。

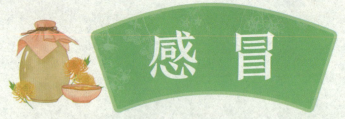

感冒

桑菊酒

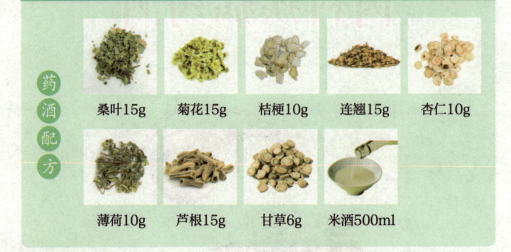

药酒配方

桑叶15g　菊花15g　桔梗10g　连翘15g　杏仁10g

薄荷10g　芦根15g　甘草6g　米酒500ml

制酒方法

将上药研粗末，装白纱布口袋中，扎口，用500ml米酒浸泡20分钟，加热煮沸，转小火煮10分钟，待凉，取出药袋，压榨取液。将压榨的药液与药酒混合即成。

用药有方： 口服。每次30ml，每日2次。

效用主治： 疏风清热，宣肺止咳。主治外感风热轻症。症见身热不甚、咳嗽、口微渴、脉浮数。

药师提示： 高热、烦渴、咽喉肿痛者忌用。

酒方来源： 参考《温病条辨》。

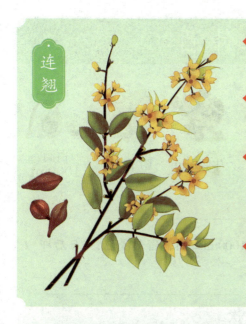

·连翘

性味归经

味苦，性微寒。归肺、心、小肠经。

用药部位

木犀科植物连翘的干燥果实。

功效主治

清热解毒，消肿散结。主治风热感冒、高热烦渴、神昏发斑等。

使用禁忌

风寒感冒、脾胃虚寒、脾胃虚弱、便溏等人群需避免使用连翘。

防风苍耳酒

 药酒配方

 防风50g

 苍耳子10g

 糯米1000g

 酒曲150g

制酒方法

将防风、苍耳子粗碎，置容器中加3000ml清水，武火煎取2000ml，去渣留液入糯米、酒曲末搅匀，密封，置阴凉干燥处常规酿酒，酒熟后去糟留液。

用药有方：口服。每次20～30ml，每日2～3次。

效用主治：祛风散寒解表，主治外感风寒。

药师提示：苍耳子小毒。本酒不宜多服、久服，孕妇忌服。

酒方来源：参考《普济方》。

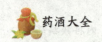

附子杜仲酒

药酒配方

杜仲50g　淫羊藿15g　独活25g　牛膝25g　附子30g　白酒1000ml

制酒方法

将上药切成薄片，置容器中，加入1000ml白酒，密封浸泡，7日后即可开取饮用。

用药有方： 口服。每次10~20ml，每日3次。

效用主治： 补肝肾，强筋骨，祛湿。主治感冒后身体虚弱、腰膝疼痛、行走困难。

药师提示： 高热、烦渴、咽喉肿痛者忌用。

酒方来源： 参考《古今图书集成》。

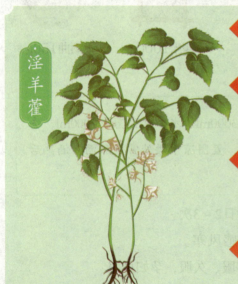

淫羊藿

性味归经

味辛、甘，性温。归肝、肾经。

用药部位

小檗科植物淫羊藿、箭叶淫羊藿、柔毛淫羊藿或朝鲜淫羊藿的干燥叶。

功效主治

补肾阳、强筋骨、祛风湿。主治肾阳虚衰、阳痿遗精、筋骨痿软、风湿痹痛、麻木拘挛。

使用禁忌

阴虚火旺及湿热痹痛者忌用。

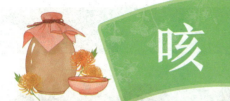

咳 嗽

气嗽欲死酒

药酒配方

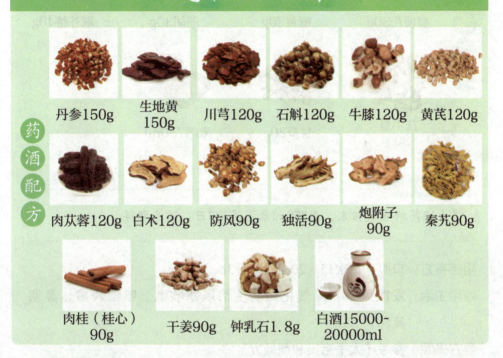

丹参150g

生地黄150g

川芎120g

石斛120g

牛膝120g

黄芪120g

肉苁蓉120g

白术120g

防风90g

独活90g

炮附子90g

秦艽90g

肉桂（桂心）90g

干姜90g

钟乳石1.8g

白酒15000~20000ml

制酒方法

将上药切薄片或制成粗粒，置容器中，加入15000~20000ml白酒密封，浸泡7日，过滤去渣备用。

用药有方：口服。每次10~20ml，每日2次。耐受者饮量稍稍加之。

效用主治：扶正祛邪。主治九种气嗽欲死（阳虚咳嗽）。

药师提示：忌食桃、李、雀肉、生葱、猪肉和芜荑，忌饮冷水。

酒方来源：参考《普济方》。

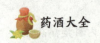

金沸草酒

旋覆花30g

麻黄30g

前胡30g

荆芥穗40g

法半夏
30g

甘草20g

米酒750ml

制酒方法

将上述药物碾成粗末，用750ml米酒浸泡7日，过滤即得。

用药有方： 口服。每次15～20ml，每日3次。

效用主治： 发散风寒，降气化痰。主治风寒咳嗽、咳嗽痰多、鼻塞流涕。

酒方来源： 参考《太平惠民和剂局方》。

桑皮姜萸酒

桑白皮150g

生姜9g

吴茱萸15g

白酒
1000ml

制酒方法

桑白皮切碎，与生姜、吴茱萸混匀，置容器中，添加500ml清水及1000ml白酒，文火煮成1L，去渣留液。

用药有方： 温饮。每次15ml，每日2次。

效用主治： 泻肺平喘，理气化痰。主治肺热咳喘、上气喘促、四肢水肿、胸胁胀闷、呕吐痰涎。

药师提示： 吴茱萸有小毒。本酒不宜多服、久服，孕妇及虚喘者忌服。

酒方来源： 参考《肘后备急方》。

紫菀香豉酒

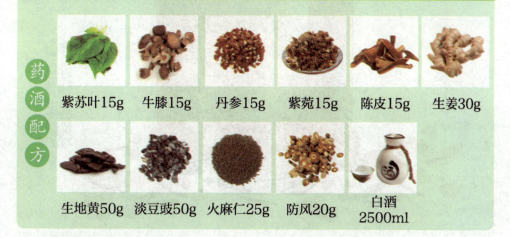

药酒配方

紫苏叶15g　牛膝15g　丹参15g　紫菀15g　陈皮15g　生姜30g

生地黄50g　淡豆豉50g　火麻仁25g　防风20g　白酒2500ml

制酒方法

将上药捣末，置容器中，添加2500ml白酒，每日振摇1～2次，密封浸泡3日，去渣留液。

用药有方： 口服。每次10~20ml，每日2~3次。

效用主治： 泻肺降气，下痰止嗽。主治咳嗽气急。

药师提示： 虚性咳嗽忌服。

酒方来源： 参考《外台秘要》。

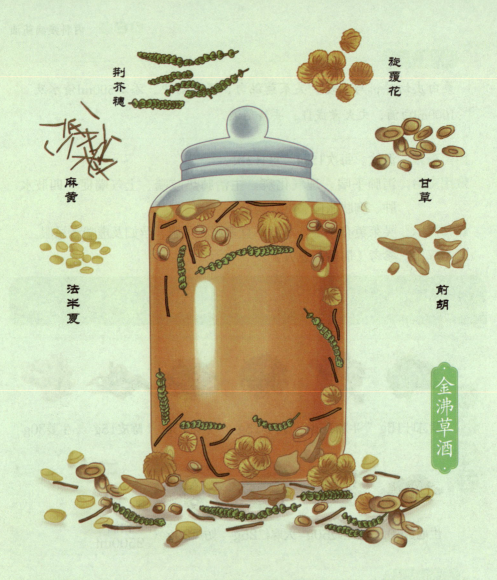

荆芥穗

旋覆花

麻黄

甘草

法半夏

前胡

·金沸草酒·

旋覆花	可降气化痰、开胃消积、降逆止呕、利尿消肿、解表退热。
麻　黄	可发汗散寒、利水消肿、宣肺平喘。
前　胡	可散风清热、降气化痰。
荆芥穗	可疏风解表、透疹消疮。
法半夏	可燥湿化痰、降逆止呕、消痞散结。
甘　草	可补脾益气、祛痰止咳、缓急止痛、清热解毒、调和诸药。

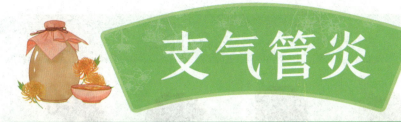

支气管炎

大枣桃杏酒

 药酒配方

大枣60g　核桃仁30g　甜杏仁30g　酥油30g　蜂蜜80g　白酒500ml

 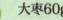 制酒方法

将核桃仁、大枣捣碎。甜杏仁浸泡后去皮尖，加水文火煮四至五沸，晒干并捣碎。酥油、蜂蜜同置容器中，添加500ml白酒溶解，再入前三味药材，每日振摇1~2次，密封浸泡7日，去渣留液。

用药有方：温饮。每次15ml，每日2次。

效用主治：补肺益肾，止咳平喘。主治肺肾两虚、咳嗽气喘、声低乏力、呼长吸短、痰多涎沫、腰痛脚软、老人便秘、久痢、皮肤粗糙、容颜憔悴、未老先衰、须发早白。

药师提示：痰火积热及阴虚火旺者忌服。

酒方来源：参考《增补万病回春》。

温馨贴士

药材的处理

植物药材去掉杂质即可，而动物药材则最好是去除内脏及脏物，清洗干净，并烘干水分再使用。一来可以灭菌，二来泡出来的酒饮用起来会更加香醇。

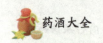

止咳药酒

桔梗30g

荆芥30g

紫菀30g

百部30g

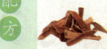
陈皮20g

甘草15g

白前30g

米酒750ml

制酒方法

上述药物碾成粗末，用750ml米酒浸泡7日，过滤即得。

用药有方：口服。每次15～20ml，每日3次。

效用主治：疏风宣肺，化痰止咳。主治外感咳嗽，咽痒、咳痰不爽，或微有恶风发热者。

酒方来源：参考《医学心悟》。

四味秦椒酒

花椒
（秦椒）50g

白芷60g

旋覆花60g

肉桂25g

醇酒
1000ml

制酒方法

将上药共捣碎，置于净瓶中，用1000ml醇酒浸之，封口，经5日后开取。

用药有方： 每次空腹温服1~2盅，每日早晚各1次。

效用主治： 主治肾虚耳鸣、咳逆喘急、头目昏痛。

药师提示： 阴虚火旺者忌。

酒方来源： 参考《药酒验方选》。

紫苏大枣酒

药
酒
配
方

紫苏茎叶
（切）1000g

大枣40枚

酒3000ml

制酒方法

将上两味药材用3000ml酒煮取1500ml（水煮亦得，一方加橘皮25g，《肘后备急方》无枣，用的是橘皮）。

用药有方： 分2次服完。

效用主治： 降逆下气，治疗肺气上逆。

酒方来源： 参考《备急千金要方》。

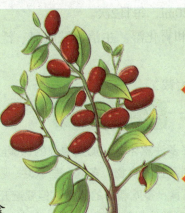

大枣

性味归经

味甘，性温。归脾、胃、心经。

用药部位

鼠李科植物枣的干燥成熟果实。

使用禁忌

凡湿盛、痰凝、食滞、虫积及齿病者，慎用或禁用。

功效主治

补中益气，养血安神。主治脾虚食少、乏力便溏、妇人脏躁。

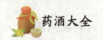
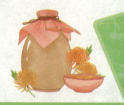

腹痛腹胀

调气平胃酒

药酒配方

木香10g

檀香10g

砂仁10g

豆蔻15g

厚朴15g

陈皮24g

苍术27g

藿香27g

甘草10g

白酒
1000ml

制酒方法

将上药打碎成粗末，用1000ml白酒浸泡2周后，去渣过滤即成。

用药有方： 口服。每次20ml，每日2次。

效用主治： 行气止痛，和胃化湿。主治胃脘胀痛、泛恶欲吐，证属气滞兼有湿滞者。

酒方来源： 参考《类证治裁》。

中医小讲堂

　　腹胀腹痛期间，要多注意休息，加强腹部的保暖。饮食要清淡，不吃生冷、油腻、辛辣刺激性的食物，多吃一些软烂、易消化的食物，要少吃多餐，不可暴饮暴食；多吃新鲜的果蔬，但要避开寒性的水果。忌烟、酒、浓茶、咖啡、碳酸饮料等，不吃过酸的食物，避免刺激胃黏膜，加重腹泻。

三香神仙酒

药酒配方

木香9g

丁香6g

檀香6g

茜草60g

砂仁15g

酒曲30g

白酒500ml

蜂蜜

制酒方法

将前六味研细，加适量蜂蜜调匀为丸，每丸重约9g，用500ml白酒密封浸泡7日，每日振摇1～2次。

用药有方：口服。每次15～20ml，每日2次。

效用主治：健脾开胃，顺气消食。主治肝气犯胃、脘腹饱满、嗳气打嗝、消化不良、食欲不振。

药师提示：阴虚火旺者忌服。

酒方来源：参考《清太医院配方》。

温馨贴士

泡药酒容器的选择

泡药酒的容器以玻璃瓶、罐或是陶瓷瓶、罐为佳，切记不能使用塑料容器，否则药酒在浸泡过程中会产生有毒的化学物质，危害身体健康，甚至危及生命。

茱萸姜豉酒

吴茱萸100g

生姜150g

淡豆豉50g

白酒
5000ml

制酒方法

将上药捣碎，置容器中，加入5000ml白酒，密封，浸泡7日后，过滤去渣，备用。或将上药与白酒同煮至半，去渣备用。

用药有方：口服。每次10ml，不效再服。

效用主治：温阳散寒，疏肝理气。主治寒性腹痛。

酒方来源：参考《外台秘要》。

生姜

性味归经

味辛，性微温。归肺、脾、胃经。

用药部位

根茎（干姜）、栓皮（姜皮）、叶（姜叶）均可入药。

使用禁忌

避免过量和晚上吃生姜，不吃发芽腐烂的生姜。阴虚内热或者热盛患者不宜食用。

功效主治

解表散寒、温中止呕、化痰止咳、解鱼蟹毒，主治风寒感冒、胃寒呕吐、寒痰、咳痰等。

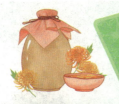

慢性胃肠炎

双白花粉酒

药酒配方

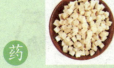
茯苓15g

白术15g

天花粉15g

山药15g

芡实15g

牛膝15g

豆蔻9g

白酒5000ml

制酒方法

将上药捣碎，置容器中，添加5000ml白酒，每日振摇1～2次，密封浸泡14日，去渣留液。

用药有方：口服。每次15～20ml，每日2次。

效用主治：健脾和胃，益气养血。主治急、慢性肠炎，或脾胃虚弱引起的食少纳差、食后腹满，或消化不良、小便不利、便溏、形体消瘦。

药师提示：可加少量白砂糖矫味。

酒方来源：参考《良朋汇集》。

中医小讲堂

慢性胃肠炎在临床上比较常见，且发病较缓慢，反复迁延不愈。需要注意饮食调理、调整作息，必要时采取药物调理。饮食要清淡，少食多餐，注意劳逸结合。

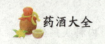

人参半夏酒

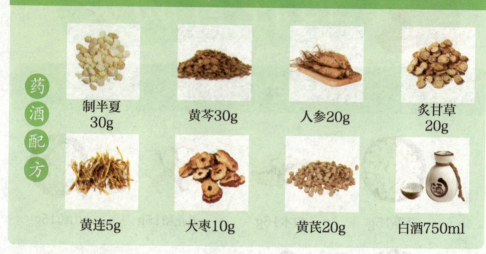

药酒配方

制半夏 30g

黄芩30g

人参20g

炙甘草 20g

黄连5g

大枣10g

黄芪20g

白酒750ml

制酒方法

将上药捣碎，置容器中，添加750ml白酒，每日振摇1～2次，密封浸泡5日，加500ml冷白开水和匀，去渣留液。

用药有方： 口服。每次15～20ml，每日2次。

效用主治： 和胃降逆，消痞散结。主治胃气不和、寒热互结、心下痞硬、呕恶上逆、不思饮食、肠鸣下利、体倦乏力。

药师提示： 半夏有毒，须炮制。本酒不宜多服、久服，孕妇忌服。忌食萝卜、莱菔子、生葱、大蒜、藜芦等。

酒方来源： 参考《伤寒论》。

温馨贴士

清洗容器并消毒

所有盛放药酒的容器在使用前后都应该清洗干净，用开水烫一遍，并控干水分后再使用，以达到消毒的目的。当然，放入消毒柜里高温消毒30~45分钟再使用也可以。

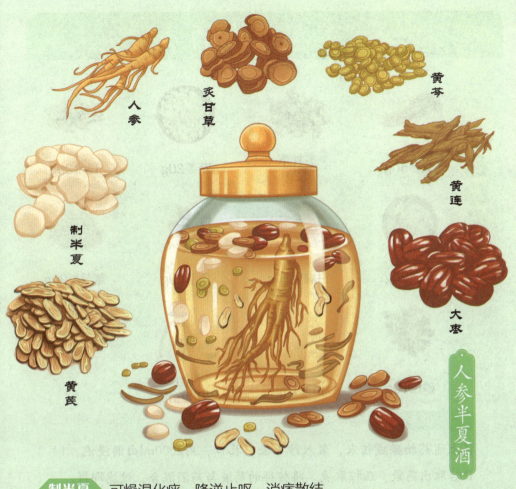

炙甘草

人参

黄芩

黄连

制半夏

大枣

黄芪

·人参半夏酒·

制半夏	可燥湿化痰、降逆止呕、消痞散结。
黄 芩	可清热燥湿、泻火解毒、止血、安胎。
人 参	可大补元气、复脉固脱、补脾益肺、生津养血、安神益智。
黄 芪	可补气升阳、固表止汗、利水消肿、生津养血、托毒排脓等。
炙甘草	可补脾和胃、益气、祛痰止咳、缓急止痛、调和诸药。
黄 连	可清热燥湿、泻火解毒。
大 枣	可补中益气、养血安神。

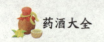

参苓白术酒

党参50g

炙甘草 12g

茯苓20g

白术20g

山药20g

白扁豆20g

莲子20g

薏苡仁20g

砂仁10g

桔梗10g

白酒 2000ml

制酒方法

将上述药物碾成粗末，装入纱布袋，扎口，用2000ml白酒浸泡，14日后取出药袋，压榨取液。将榨得的药液与药酒混合，过滤即得。

用药有方：口服。每次20ml，每日2～3次。

效用主治：健脾益气，和胃渗湿。主治慢性结肠炎。

药师提示：急性湿热痢者忌用。

酒方来源：参考《太平惠民和剂局方》。

温馨贴士

一定要给酒瓶贴标签

自制药酒时，一定要在酒瓶上贴好标签，标签上应写明药酒的名称、主要功效、配制的日期和可服用的日期、服用方法及有效日期等内容。

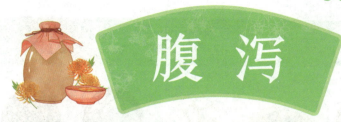

腹泻

藿香正气酒

药酒配方

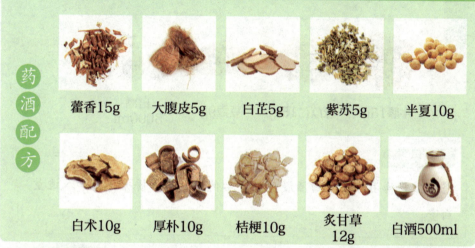

藿香15g	大腹皮5g	白芷5g	紫苏5g	半夏10g
白术10g	厚朴10g	桔梗10g	炙甘草12g	白酒500ml

制酒方法

将上药研粗末,装入纱布袋中,扎口,用500ml白酒浸泡7日,去药袋,即得。

用药有方: 口服。每次15~30ml,每日早晚各1次。

效用主治: 解表化湿,理气和中。主治外感风寒、内伤湿滞证、夏令伤暑头痛、脘腹疼痛、恶心干呕、腹胀吐泻。

药师提示: 湿热痢者忌用。

酒方来源: 参考《太平惠民和剂局方》。

中医小讲堂

发生腹泻时,要注意身体和环境卫生。疑似传染病患者应当采取隔离措施。尽量卧床休息,同时做好腹部的保暖工作。

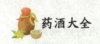
白药酒

药酒配方

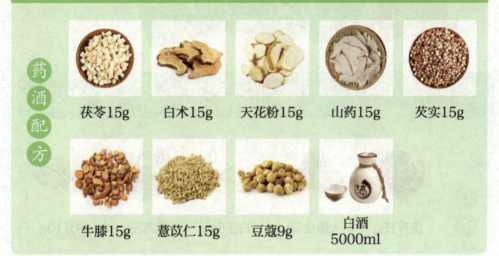

茯苓15g　白术15g　天花粉15g　山药15g　芡实15g

牛膝15g　薏苡仁15g　豆蔻9g　白酒5000ml

制酒方法

将以上药物用5000ml白酒浸泡数日后使用。为了矫味，可加入适量白蜜。

用药有方： 服用时每次1~2盅。

效用主治： 健脾、祛湿、开胃。主治脾虚食少、食后腹满、小便不利、便溏。

酒方来源： 参考《良朋汇集》。

姜附温脾酒

药酒配方

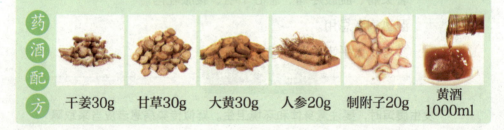

干姜30g　甘草30g　大黄30g　人参20g　制附子20g　黄酒1000ml

制酒方法

将上药捣碎，置容器中，添加1000ml黄酒，每日振摇1～2次，密封浸泡5日，去渣留液。

用药有方：温饮。每次10～20ml，每日2次。

效用主治：温中散寒，通便。主治慢性结肠炎、胃溃疡、脾胃虚寒、脘腹冷痛、泄泻、腹部胀满、食欲不振。

药师提示：附子有毒，须炮制。本酒不宜多服、久服，孕妇忌服。忌食萝卜、莱菔子、生葱、大蒜、藜芦等。

酒方来源：参考《杂病广要》。

参术酒

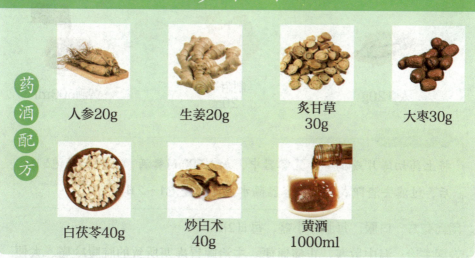

药酒配方

人参20g　　生姜20g　　炙甘草30g　　大枣30g

白茯苓40g　　炒白术40g　　黄酒1000ml

制酒方法

将上药捣碎，置容器中，加入1000ml黄酒，密封，浸泡5～7日，过滤去渣，即成。

用药有方：口服。每次10～15ml，每日2次。

效用主治：益气、健脾、养胃、止泻。主治脾胃虚弱、中气不足所致的食少便溏、面色苍黄、语言低微、四肢无力等。

酒方来源：参考《药酒汇编》。

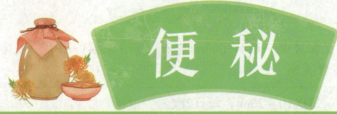

便 秘

温脾酒

药酒配方

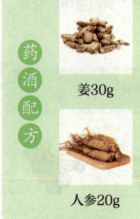
姜30g

甘草30g

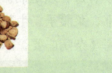
大黄30g

人参20g

制附子
20g

黄酒500ml

制酒方法

将上药切薄片或捣碎，置容器中，加入500ml黄酒，密封，浸泡5日后，过滤去渣即成。或将容器隔水煮沸，浸泡1~2日即可。

用药有方： 口服。每服一小盏，每日2次。

效用主治： 温中散寒，止痛通便。主治脾胃虚寒所致的脘腹冷痛、大便秘结或久痢等。

酒方来源： 参考《杂病广要》。

中医小讲堂

　　中医认为，便秘多因肠道津液代谢失常，使肠道传导功能失常所致。便秘很难通过药物完全治愈，但是可以调养和预防。比如，多吃一些富含水分、纤维素、维生素和矿物质的润肠食物，促进肠道蠕动或增加肠内水分等；平时加强运动锻炼，养成良好的排便习惯。

秘传三意酒

药酒配方

生地黄
250g

枸杞子250g

火麻仁150g

白酒750ml

制酒方法

将生地黄切碎、火麻仁研粗末，将三味药用纱布袋盛好，扎口，放入白酒中浸泡7日，过滤，备用。

用药有方： 口服。每次20~30ml，每日早、晚各1次。

效用主治： 养阴生津，润肠通便。主治阴虚肠燥所致的便秘。症见大便干结、数日一行、口燥咽干、形体消瘦、舌红苔少、脉细数。

药师提示： 本方对老年人习惯性便秘有较好的疗效。

酒方来源： 参考《松崖医径》。

便结一次通酒

药酒配方

桃花（阴干）250g

白芷30g

50度白酒（谷酒）1000ml

制酒方法

将上药加1000ml 50度白酒密封浸泡1个月，每5日摇动2次。

用药有方： 口服。每日14~18ml。

效用主治： 通便。主治大便干结、便秘。

酒方来源： 参考《实用中医药杂志》。

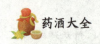

芝麻杜仲酒

药酒配方

炒黑芝麻 12g

杜仲12g

怀牛膝12g

丹参6g

白石英6g

白酒500ml

制酒方法

将上药捣碎，除炒黑芝麻外，余药入布袋，置容器中，加入500ml白酒和炒黑芝麻，搅拌均匀，密封，浸泡14日后，过滤去渣，即成。

用药有方： 每次空腹温服15ml，每日3次。

效用主治： 补肝肾，益精血，坚筋骨，祛风湿。主治大便秘结、腰腿酸软、精血亏损、筋骨痿软、头晕目眩、风湿痹痛等。

酒方来源： 参考《药酒汇编》。

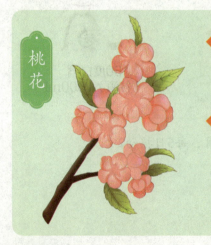

桃花

性味归经
味苦，性平。归心、肝、大肠经。

用药部位
蔷薇科植物桃或山桃的花。

使用禁忌
月经期间、怀孕期间和肠胃虚弱的情况下，通常不建议使用。

功效主治
泻下通便，利水消肿。主治水肿、腹水、便秘。

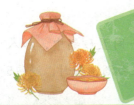

呕 吐

高良姜酒

药酒配方

 高良姜70g

 藿香50g

 黄酒500ml

制酒方法

先将高良姜用火炙出焦香味，打碎，藿香切碎，置于砂锅中，加入500ml黄酒，煮沸三四次，过滤去渣即成。

用药有方： 口服。每次15～20ml，每日2次。

效用主治： 暖胃散寒，理气止痛。主治脘腹冷痛、胃寒呕吐、霍乱腹痛等。

酒方来源： 参考《外台秘要》。

吴茱姜豉酒

药酒配方

 吴茱萸10g

 生姜30g

 淡豆豉30g

 白酒210ml

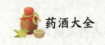

制酒方法

先将吴茱萸捣碎、生姜去皮切片，与淡豆豉一同置砂锅中，加入210ml白酒，煎煮至半；或将药置容器中，加入白酒，密封，浸泡5日。以上二法，均过滤去渣，即得。

用药有方： 口服。每日1剂，分3次温服。或每次20~30ml，每日3次温服。

效用主治： 温中散寒。主治突然心口疼痛、四肢发冷、呕吐泻痢、脘腹冷痛、心烦不适。

酒方来源： 参考《肘后备急方》。

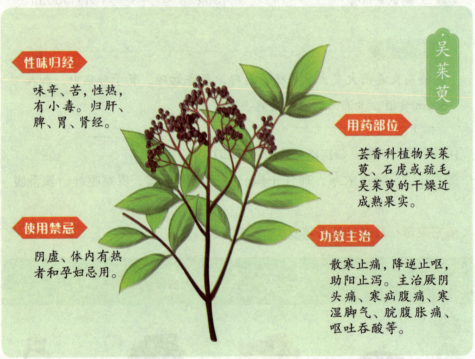

·吴茱萸

性味归经

味辛、苦，性热，有小毒。归肝、脾、胃、肾经。

用药部位

芸香科植物吴茱萸、石虎或疏毛吴茱萸的干燥近成熟果实。

使用禁忌

阴虚、体内有热者和孕妇忌用。

功效主治

散寒止痛，降逆止呕，助阳止泻。主治厥阴头痛、寒疝腹痛、寒湿脚气、脘腹胀痛、呕吐吞酸等。

高血压

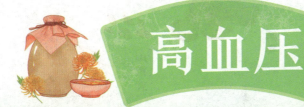

延年山药酒

药酒配方

山药400g

白术400g

五味子400g

丹参400g

防风500g

山茱萸2000g

人参100g

生姜300g

白酒7000ml

制酒方法

将上药细锉，入布袋，置容器中，加入7000ml白酒，密封，浸泡5~7日后，过滤去渣即得。

用药有方：口服。每次20~30ml，每日2次。

效用主治：益精髓，壮脾胃，活血祛风，养肝尤著。主治头风眩晕。

药师提示：忌食桃、李、雀肉等物。

酒方来源：参考《外台秘要》。

温馨贴士

酒瓶的选择

药酒配制完成后要及时装进合适的容器里，根据药酒的性质选择相应的瓶子，把口密封好。

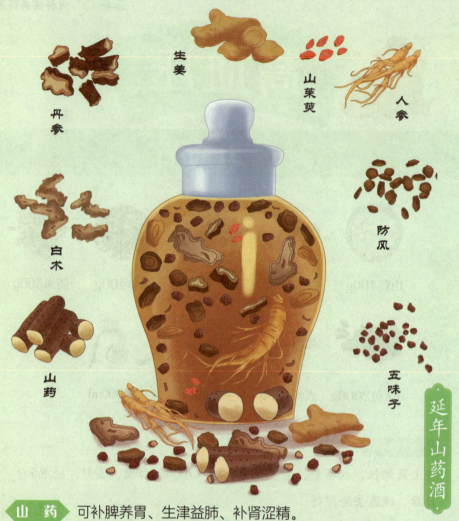

生姜

山茱萸

人参

丹参

防风

白术

五味子

山药

·延年山药酒·

山 药	可补脾养胃、生津益肺、补肾涩精。
白 术	可健脾益气、燥湿利水、止汗、安胎。
五味子	可益气生津、收敛固涩、补肾宁心。
丹 参	可活血祛瘀、凉血消痈、清心除烦、通经止痛。
防 风	可祛风解表、胜湿止痛、止痉。
人 参	可大补元气、复脉固脱、补脾益肺、生津养血、安神益智。
生 姜	可解表散寒、温中止呕、化痰止咳、解鱼蟹毒。
山茱萸	可补益肝肾、收涩固脱。

菊花生地酒

药酒配方

菊花35g

生地黄
30g

当归30g

枸杞子25g

糯米甜酒
适量

制酒方法

将上药捣碎，置容器中，添加500ml清水，文火煮30分钟，去渣留液，再添加适量糯米甜酒，煮30分钟即可。

用药有方：空腹口服。每次10～30ml，每日1次。

效用主治：养肝明目，滋阴清热。主治肾虚肝旺、肝热型高血压、糖尿病、头痛、眩晕、耳鸣、腰膝酸软、手足震颤、目赤红肿、视物模糊、口燥咽干、怠惰嗜卧、多梦。

酒方来源：参考《调疾饮食辩》。

性味归经

味甘，性平，归肝、肾经。

功效主治

滋补肝肾，益精明目。主治视物昏蒙，肥胖症，腰膝酸痛，老年人经常性夜间口干症。

用药部位

茄科植物宁夏枸杞的干燥成熟果实。

使用禁忌

脾虚便溏者慎用。

枸杞子

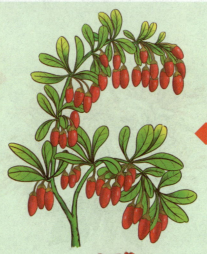

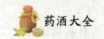
地骨皮酒

地骨皮50克

生地黄50克

菊花50克

米酒1000毫升

制酒方法

将前两味药捣成粗末，与菊花一起放入酒坛中，加米酒，浸泡7~10天，去渣取液即可。

用药有方：口服。每次10~20ml，每日3次。

效用主治：清热除蒸、凉血解毒、生津止渴、利尿消肿。主治目暗多泪、视物不明，或高血压眩晕。

酒方来源：参考《圣济总录》。

菊花

性味归经

味甘、苦，性微寒。归肺、肝经。

用药部位

主要为菊科植物菊的干燥头状花序，叶子和根也可入药。

功效主治

散风清热、平肝明目、清热解毒。主治风热感冒、头痛眩晕、目赤肿痛、眼目昏花、疮痈肿毒等。

使用禁忌

气虚胃寒和食少泄泻者慎用。

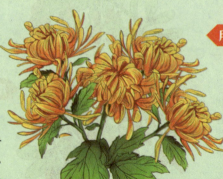

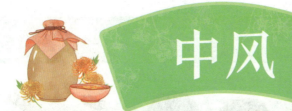

中风

独活牛膝酒

药酒配方

独活30g

牛膝30g

肉桂30g

防风30g

制附子30g

火麻仁50g

花椒50g

白酒
1500ml

制酒方法

将上药捣碎，置容器中，添加1500ml白酒，每日振摇1～2次，密封浸泡7日（以药力尽为度），去渣留液。

用药有方：温饮。每次10～20ml，每日3次。

效用主治：温经活血，除湿止痛。主治中风、半身不遂、骨节疼痛。

药师提示：附子有毒，须炮制。本酒不宜多服、久服，孕妇忌服。

酒方来源：参考《太平圣惠方》。

温馨贴士

药酒的存放

药酒要存放在阴凉、干燥和通风的地方，环境温度以10~20℃为宜，夏季要避免阳光直射。

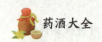

二活川芎酒

药
酒
配
方

羌活15g	独活15g	川芎20g	火麻仁50g	黑大豆30g	米酒200ml

 制酒方法

将上药捣碎，置容器中，添加200ml米酒，每日振摇1～2次，密封浸泡（春夏3日，秋冬7日）。炒黑大豆至烟起，趁热倒入酒中，候冷，去渣留液。

用药有方： 口服。每次15～20ml，每日3次。

效用主治： 祛风，止痉，除湿。主治中风初起、颈项强直、肩背酸痛、肢体拘挛，时有恶风、发热。

酒方来源： 参考《圣济总录》。

当归细辛酒

药
酒
配
方

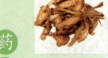			
当归45g	细辛45g	防风45g	制附子10g

 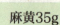	 	
麻黄35g	独活90g	白酒1500ml

药
酒
配
方

制酒方法

将上药捣碎，置容器中，添加1500ml白酒，文火煮取1000ml，去渣留液。

用药有方： 饭后温饮。每次10～20ml，每日3次。

效用主治： 搜风散寒，活血止痛。主治风湿痹痛、中风、半身不遂、头痛身痛、肌肉关节疼痛。

药师提示： 附子有毒，须炮制；细辛小毒。本酒不宜多服、久服，孕妇忌服。

酒方来源： 参考《圣济总录》。

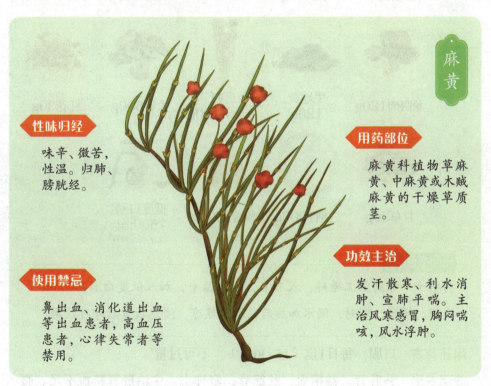

麻黄

性味归经

味辛、微苦，性温。归肺、膀胱经。

用药部位

麻黄科植物草麻黄、中麻黄或木贼麻黄的干燥草质茎。

使用禁忌

鼻出血、消化道出血等出血患者，高血压患者，心律失常者等禁用。

功效主治

发汗散寒、利水消肿、宣肺平喘。主治风寒感冒，胸闷喘咳，风水浮肿。

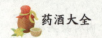

心 悸

龙眼药酒

金银花90g	牛膝90g	杜仲90g	五加皮90g	枸杞子120g
龙眼肉120g	生地黄120g	当归（身）120g	大枣500g	红花30g
甘草30g	白糖1000g	蜂蜜1000g	低度白酒7500ml	

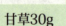

制酒方法

将前十一味药加工碾碎，入布袋，置容器中，加入低度白酒7500ml、白糖、蜂蜜，密封，隔水加热后，取出候凉，浸泡数日后即可饮用。

用药有方： 口服。每日1盅（15~30ml），不可过量。

效用主治： 补肝肾，益精血，壮筋骨，定神志。主治肝肾精血不足、腰膝乏力，或筋骨不利、头晕目眩、心悸失眠等。

药师提示： 无明显症状、体质偏于肝肾虚弱者亦可饮服。

酒方来源： 参考《元汇医镜》。

补心酒

药
酒
配
方

麦冬30g

枸杞子15g

白茯苓15g

当归（身）
15g

龙眼肉15g

生地黄
24g

甜酒
2500ml

制酒方法

将上药捣碎，入布袋，置容器中，加入2500ml甜酒，密封，浸泡7日后即可饮用。

用药有方：口服。每次30~100ml，每日早、晚各1次。

效用主治：补血养心，安神定志。主治心血不足、惊悸怔忡、头晕失眠、健忘等。

酒方来源：参考《奇方类编》。

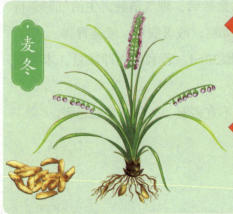

·麦冬

性味归经

味甘、微苦，性微寒。归心、肺、胃三经。

用药部位

百合科植物麦冬的干燥块根，须根和叶片都可入药。

使用禁忌

脾胃虚寒和阳虚有寒的人不能使用。

功效主治

养阴生津、润肺清心。主治肺燥干咳、内热消渴、心烦失眠等。

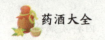

水肿（肾炎）

海藻茯苓酒

海藻90g

茯苓90g

防风90g

独活90g

制附子90g

白术90g

鬼箭羽60g

当归60g

大黄120g

白酒20000ml

制酒方法

将上药捣碎，置容器中，添加20000ml白酒，每日振摇1~2次，密封浸泡5~7日，去渣留液。

效用主治：健脾补肾，祛风除湿，活血散结，理气消肿。主治气肿，行走无定，或起如蚌，或大如瓯，或著腹背，或著臂脚。

用药有方：空腹口服。每日2次，初服30ml，若利则立即减量，未利则加至40~50ml。

药师提示：附子有毒，须炮制。本酒不宜多服、久服，孕妇忌服。

酒方来源：参考《圣济总录》。

通草灯心酒

药酒配方

通草250g　　　灯心草30g　　　秫米适量　　　酒曲适量

制酒方法

将前两味粗碎，置容器中，添加清水，文火煎汁，入秫米煮熟，与酒曲末拌匀，密封，置阴凉干燥处，常规酿酒，酒熟后去糟留液。

用药有方：口服。不拘时候，随量饮用。

效用主治：利水渗湿，清热通经。主治水肿、淋证、胸热心烦、小便短少、乳汁不通。

药师提示：气虚无湿热及孕妇忌服。

酒方来源：参考《本草纲目》。

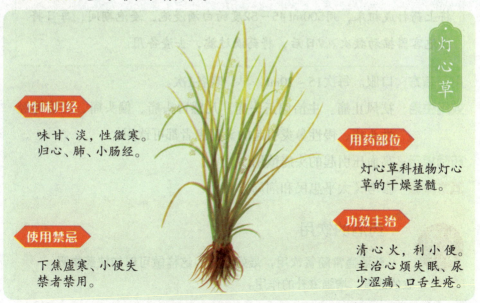

·灯心草

性味归经

味甘、淡，性微寒。归心、肺、小肠经。

用药部位

灯心草科植物灯心草的干燥茎髓。

使用禁忌

下焦虚寒、小便失禁者禁用。

功效主治

清心火，利小便。主治心烦失眠、尿少涩痛、口舌生疮。

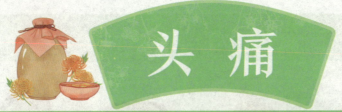

头 痛

川芎祛风止痛酒

药酒配方

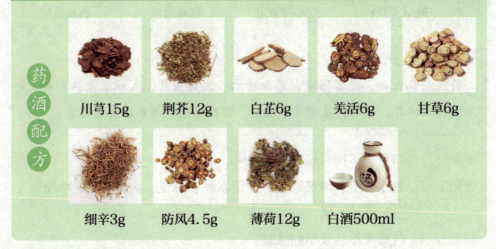

川芎15g	荆芥12g	白芷6g	羌活6g	甘草6g
细辛3g	防风4.5g	薄荷12g	白酒500ml	

制酒方法

将上药打成粗末，用500ml 45~52度的白酒浸泡，浸泡期间，每日将浸泡容器摇动数次。7日后，将药液过滤，去渣备用。

用药有方：口服。每次15~20ml，早、晚各1次。

效用主治：祛风止痛。主治偏正头痛。凡感冒头痛、偏头痛、血管神经性头痛、慢性鼻炎引起的头痛患者都可饮用。

药师提示：高血压引起的头痛慎用。

酒方来源：参考《太平惠民和剂局方》。

温馨贴士

药酒的饮用

药酒通常随餐饮用，最好温饮，这样做可以加快药物吸收的速度，增强滋补的作用。

全蝎神圣酒

药酒配方

全蝎18g　霍香18g　麻黄18g　细辛18g　薄荷50g　白酒1500ml

制酒方法

将上药捣末，置容器中，添加1500ml白酒，每日振摇1~2次，密封浸泡7~10日，去渣留液。

用药有方： 空腹温饮。每次5~10ml，每日3次。

效用主治： 通络止痛。主治偏正头痛。

药师提示： 全蝎有毒，细辛小毒。本酒不宜多服、久服，孕妇忌服。

酒方来源： 参考《太平圣惠方》。

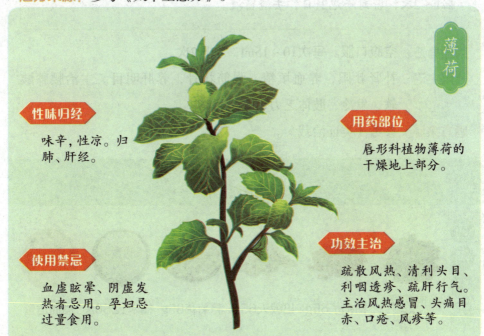

·薄荷

性味归经

味辛，性凉。归肺、肝经。

用药部位

唇形科植物薄荷的干燥地上部分。

使用禁忌

血虚眩晕、阴虚发热者忌用。孕妇忌过量食用。

功效主治

疏散风热、清利头目、利咽透疹、疏肝行气。主治风热感冒、头痛目赤、口疮、风疹等。

55

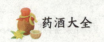

眩 晕

鹿茸羊肾酒

药酒配方

鹿茸30g

菟丝子75g

小茴香40g

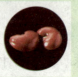
羊肾3个

白酒500ml

制酒方法

清除羊肾腺体，用500ml白酒煮1小时，过滤余下白酒汁。将前四味药捣碎，置容器中，添加过滤后的白酒，文火煮沸，候冷，每日振摇1～2次，密封浸泡21日，去渣留液。

用药有方： 空腹口服。每次10～15ml，每日2次。

效用主治： 补肾壮阳，养血填精，强筋壮骨，养肝明目。主治腰膝酸软、发冷、肢体乏力、头晕目眩。

酒方来源： 参考《类证治裁》。

平补酒

药酒配方

肉苁蓉
125g

枸杞子65g

巴戟天65g

滁菊花65g

糯米1250g

酒曲适量

制酒方法

将前四味药置砂锅中，加水煎成3000ml，待冷。糯米蒸熟，沥干，待冷，置容器中，加入药汁、酒曲（研末）拌匀，保温如常法酿酒，14日后开封，去糟粕即成。

用药有方： 口服。每次服15~30ml，每日2次。

效用主治： 补肾养肝，益精血，健筋骨，明目。主治头晕目眩、腰背酸痛、足膝无力等。

酒方来源： 参考《药酒汇编》。

定风酒

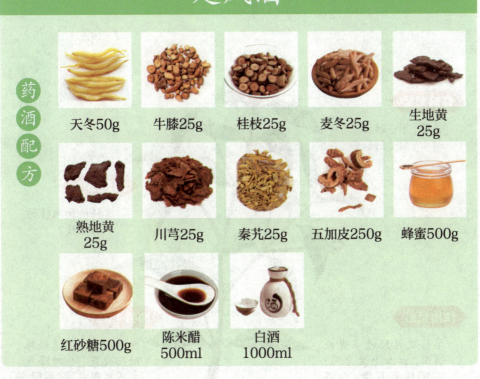

药酒配方

天冬50g　牛膝25g　桂枝25g　麦冬25g　生地黄25g

熟地黄25g　川芎25g　秦艽25g　五加皮250g　蜂蜜500g

红砂糖500g　陈米醋500ml　白酒1000ml

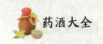

制酒方法

先将1000ml白酒和蜂蜜、红砂糖、陈米醋置容器中，搅匀，再将前九味药研成粗末，入布袋，置容器中，用豆腐皮封口，压上大砖，隔水蒸煮3小时，取出晾凉后，置地窖或阴凉处，浸泡7日后，过滤去渣，取用。

用药有方： 口服。每次30~40ml，每日早、晚各服1次。

效用主治： 滋补肝肾，养血息风，强壮筋骨。主治平素头晕、头痛、耳鸣目眩、少寐多梦，突然发生口眼㖞斜、舌强语謇，或手足重滞，甚则半身不遂等。可用于治疗面瘫、中风后遗症。

酒方来源： 参考《随息居饮食谱》。

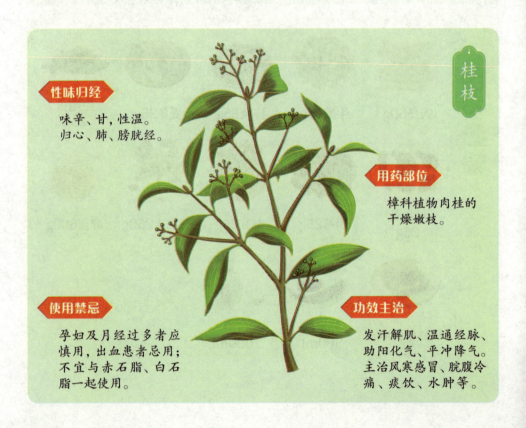

桂枝

性味归经

味辛、甘，性温。
归心、肺、膀胱经。

用药部位

樟科植物肉桂的
干燥嫩枝。

使用禁忌

孕妇及月经过多者应
慎用，出血患者忌用；
不宜与赤石脂、白石
脂一起使用。

功效主治

发汗解肌、温通经脉、
助阳化气、平冲降气。
主治风寒感冒、脘腹冷
痛、痰饮、水肿等。

第三章
外科疾病药酒

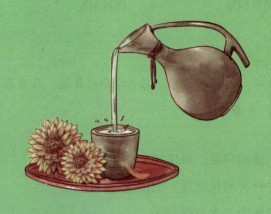

　　需要以手术或手法处理作为主要手段来治疗的疾病为外科疾病，但手术只是外科疾病治疗方法中的一种。外科疾病分为五大类：创伤、感染、肿瘤、畸形和功能障碍。

　　下面将为大家介绍一些防治外科疾病的药酒，希望对外科疾病患者有所帮助。

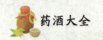

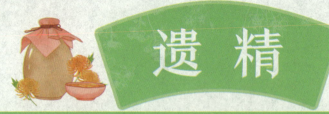

遗 精

鸡肝肉桂酒

雄鸡肝60g

肉桂30g

白酒750ml

制酒方法

将上药粗碎，同置容器中，添加750ml白酒，每日振摇1~2次，密封浸泡7日，去渣留液。

用药有方：睡前口服。每次10~20ml，每日1次。

效用主治：补肾固精缩尿。主治遗尿、遗精。

酒方来源：参考《本草纲目》。

中医小讲堂

　　遗精之后要做好卫生护理措施，尤其是要勤换洗内裤，避免引发炎症。平时多进行运动锻炼，比如，骑自行车或者是跑步，这样做能够提高自身免疫力，对身体健康有好处；还要避免接触一些性刺激，以减少遗精的次数；同时保证充足的睡眠，切不能长时间熬夜。

补肾填精酒

药酒配方

 菟丝子90g　 茯苓50g　 莲子50g　 熟地黄45g　 白酒500ml

制酒方法

将上药粗碎，置容器中，添加白酒500ml，每日振摇1～2次，密封浸泡30日，去渣留液。

用药有方： 晨起口服。每次5～10ml，每日1次。

效用主治： 补肾壮阳，养阴固精。主治肾阳虚损、遗精早泄、神疲乏力、腰酸耳鸣、肢软乏力。

酒方来源： 参考《类证治裁》。

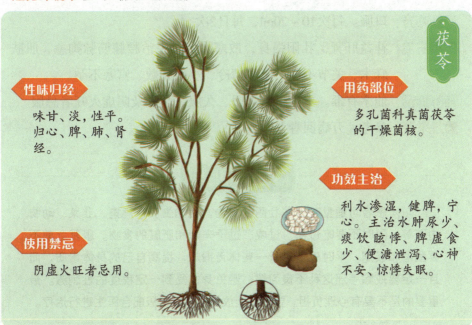

·茯苓

性味归经

味甘、淡，性平。归心、脾、肺、肾经。

使用禁忌

阴虚火旺者忌用。

用药部位

多孔菌科真菌茯苓的干燥菌核。

功效主治

利水渗湿，健脾，宁心。主治水肿尿少、痰饮眩悸、脾虚食少、便溏泄泻、心神不安、惊悸失眠。

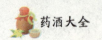

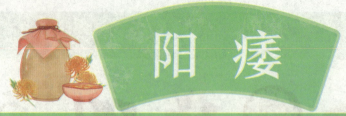

阳 痿

仙茅羊藿酒

药酒配方

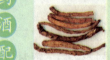

仙茅100g

淫羊藿100g

五加皮100g

白酒
1500ml

制酒方法

将上药粗碎，置容器中，添加1500ml白酒，每日振摇1～2次，密封浸泡14日，去渣留液。

用药有方：口服。每次10～20ml，每日2次。

效用主治：补益肝肾，壮阳强身，散寒除痹。主治腰膝筋脉拘急、肌肤麻木、关节不利、阳痿精冷、小便频数、宫寒不孕。

药师提示：仙茅有毒。本酒不宜多服、久服，孕妇及阴虚火旺者忌服。

酒方来源：参考《万病回春》。

中医小讲堂

　　阳痿患者可适量吃一些壮阳的食物，比如生姜、鸡肉、韭菜、动物内脏等，同时不要吃过甜、过咸、过于辛辣和肥腻的食物。康复之前不要酗酒和吸烟。平时应多进行一些体育锻炼，提高自己的身体素质，而且一定要戒除手淫这种不良习惯，避免身体受到一定程度的性刺激。最重要的是不要有心理负担，要适当地放松心情，积极配合医生进行治疗。

黄芪杜仲酒

药酒配方

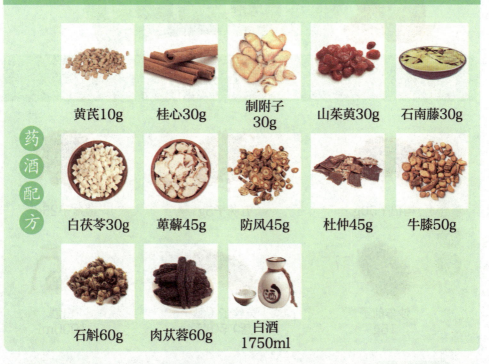

黄芪10g　　桂心30g　　制附子30g　　山茱萸30g　　石南藤30g

白茯苓30g　　萆薢45g　　防风45g　　杜仲45g　　牛膝50g

石斛60g　　肉苁蓉60g　　白酒1750ml

制酒方法

将上药研为粗末，入布袋，置容器中，加入1750ml白酒，密封，浸泡3~5日，过滤去渣即成。

用药有方：口服。饭前温服1~2杯（15~30ml）。

效用主治：温阳补肾。主治肾阳虚损、气怯神疲、腰膝冷痛、阳痿、滑精。

酒方来源：参考《太平圣惠方》。

温馨贴士

药酒的服用方法

　　一般每次饮用10~30ml。酒量小的人可以逐渐增加饮用量或者用凉开水稀释后饮用。夏季可适当减少用量，冬季适当增加用量。一般应在饭前或睡前饮用。

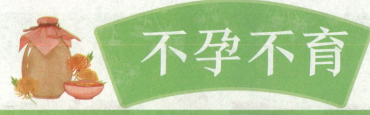
不孕不育

五子衍宗酒

药酒配方

枸杞子50g

五味子5g

覆盆子25g

炒车前子
15g

菟丝子（酒
蒸）50克

白酒
1000ml

制酒方法

将上药粉碎成粗粉，用纱布袋装上，扎口，用1000ml白酒浸泡。14日后取出药袋，压榨取液。将榨得的药液与药酒混合，静置，过滤即得。

用药有方：口服。每次15～20ml，每日早、晚空腹服用。

效用主治：填精益髓，补肾固精。主治肾虚精少、阳痿早泄、精液清冷不育、腰膝酸软、尿后余沥不尽、不孕等。

药师提示：若滑精者，方中去车前子，加石莲子25g。

酒方来源：参考《摄生众妙方》。

温馨贴士

药酒使用方法

使用外用药酒时一定要遵医嘱，切不可擅自饮用。

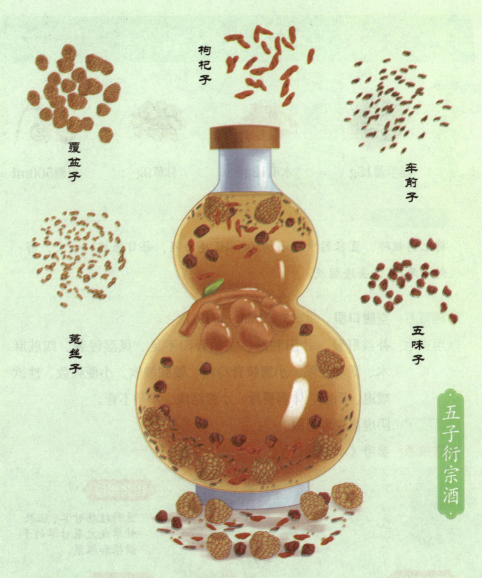

枸杞子

覆盆子

车前子

菟丝子

五味子

五子衍宗酒

枸杞子	可滋补肝肾、益精明目。
菟丝子	可补益肝肾、固精缩尿、明目、安胎、止泻。
五味子	可益气生津、收敛固涩、补肾宁心。
覆盆子	可补肾气、固精缩尿、养肝明目。
车前子	可清热利尿通淋、渗湿、止泻、明目。

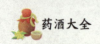

羊藿木瓜酒

淫羊藿15g

木瓜12g

甘草9g

白酒500ml

制酒方法

将上药粗碎，置容器中，添加500ml低度白酒，每日振摇1~2次，密封浸泡7日，去渣留液。

用药有方：空腹口服。每次5~10ml，每日3次。

效用主治：补益肝肾，壮阳利湿。主治肾阳不足、风湿侵袭、四肢麻木、活动受限、小腹腰背冷痛、腰膝酸软、小便频数、性欲减退、阳痿、体弱畏冷、小腹结块、不孕不育。

药师提示：阴虚血少者忌服。

酒方来源：参考《本草纲目》。

甘草

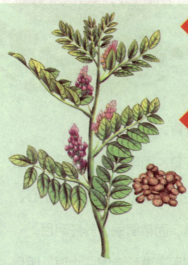

用药部位

豆科植物甘草、胀果甘草或光果甘草的干燥根和根茎。

性味归经

味甘，性平。归心、肺、脾、胃经。

功效主治

补脾益气、祛痰止咳、缓急止痛、清热解毒、调和诸药。主治脾胃虚弱、咳嗽痰多、脘腹和四肢挛急疼痛、痈肿疮毒等。

使用禁忌

湿盛中满、腹胀及水肿的人一般不宜用。

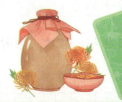

疮疡疔肿

防风首乌酒

药酒配方

防风15g

苦参15g

制何首乌 15g

薄荷15g

白酒800ml

制酒方法

将上药粗碎，置容器中，添加白酒、清水各800ml，文火煎沸，去渣留液。

用药有方： 外用。每次用消毒棉球蘸本酒外擦患处，每日2次。

效用主治： 清热解毒，养血祛风。主治遍身疮肿痒痛。

药师提示： 避风。忌用铁器浸酒。使用何首乌出现肝损害、皮肤过敏、眼部色素沉着、腹痛、泄泻等症状时，应立即停用。

酒方来源： 参考《外科精要》。

牛蒡地黄酒

药酒配方

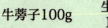
牛蒡子100g

生地黄 100g

枸杞子100g

牛膝20g

白酒 1500ml

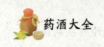

制酒方法

将上药捣末，置容器中，添加1500ml白酒，每日振摇1~2次，密封浸泡（春夏7日，秋冬14日），去渣留液。

用药有方： 晚饭后温饮。每次10~20ml，每日1次。

效用主治： 清热解毒，养阴凉血，补益肝肾。主治风毒疮痈不瘥，吐血，鼻出血，齿痛，口舌生疮；四肢缓弱，腰膝酸困；咳嗽咳痰；阴虚发热。

药师提示： 脾虚便溏者不宜服用。

酒方来源： 参考《圣济总录》。

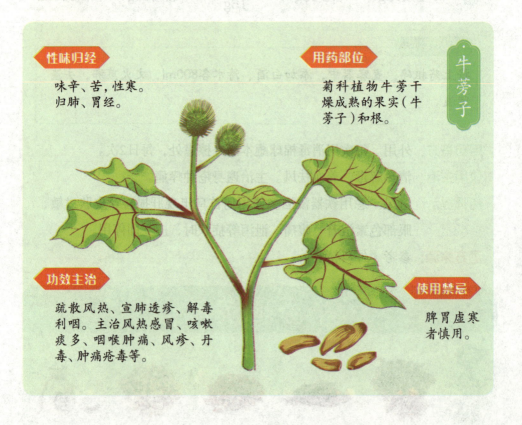

性味归经

味辛、苦，性寒。归肺、胃经。

用药部位

菊科植物牛蒡干燥成熟的果实（牛蒡子）和根。

牛蒡子

功效主治

疏散风热、宣肺透疹、解毒利咽。主治风热感冒、咳嗽痰多、咽喉肿痛、风疹、丹毒、肿痛疮毒等。

使用禁忌

脾胃虚寒者慎用。

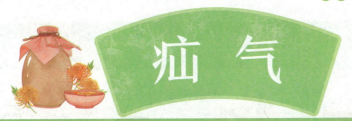

疝气

花椒延胡酒

药酒配方

花椒6g　　延胡索6g　　小茴香6g　　白酒1500ml

制酒方法

将上药粗碎，置容器中，添加1500ml白酒，密封浸泡2～3日，去渣留液。

用药有方：空腹温饮。每次20～30ml，每日1～2次。

效用主治：散气开郁。主治疝痛。

药师提示：孕妇忌服。

酒方来源：参考《三因极一病证方论》。

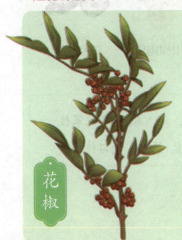

·花椒

用药部位

芸香科植物青椒或花椒干燥成熟的果皮。

性味归经

味辛，性温。归脾、胃、肾经。

使用禁忌

阴虚火旺者忌用，孕妇慎用。

功效主治

温中止痛，杀虫止痒。主治脘腹冷痛、呕吐泄泻、虫积腹痛等。

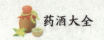

桂姜萸酒

药酒配方

 桂心100g

生姜60g

吴茱萸30g

白酒200ml

制酒方法

将上药捣碎，用200ml白酒或黄酒煎至减半，去渣，待用。

用药有方：口服。分3次温服，每日1剂。

效用主治：温中散寒止痛。主治腹股沟疝引起的腹痛。

药师提示：服药期间忌食生姜。

酒方来源：参考《外台秘要》。

三香酒

药酒配方

 木香9g

 小茴香9g

 八角茴香9g

 川楝肉9g

 陈酒半碗

制酒方法

将上药入锅内炒，入葱白（连须）5根，水1碗，淬入锅，将碗罩住，候煎至半碗，取出，去渣，入陈酒半碗，加入炒盐1茶匙，调匀待用。

用药有方：口服。趁温1次空腹顿服。

效用主治：散寒，理气，止痛。主治偏坠气。

酒方来源：参考《万病回春》。

第 四 章
妇科疾病药酒

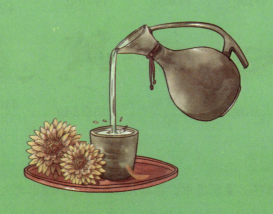

　　妇科疾病主要包括阴道、子宫、卵巢等器官的各种炎症或肿瘤，以及与月经、妊娠、生产或更年期有关的疾病。

　　下面将为大家介绍一些防治妇科疾病的药酒，希望对患有妇科疾病的患者有所帮助。

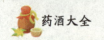

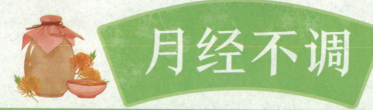
月经不调

八珍酒

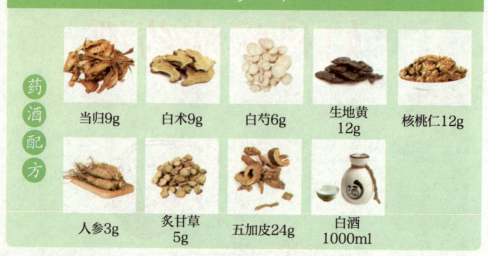

药酒配方

当归9g　　白术9g　　白芍6g　　生地黄12g　　核桃仁12g

人参3g　　炙甘草5g　　五加皮24g　　白酒1000ml

制酒方法

将上药粗碎，置容器中，添加1000ml白酒，隔水文火蒸1.5小时，埋入土中5日后取出，再每日振摇1~2次，密封浸泡21日，去渣留液。

用药有方：口服。每次15ml，每日2次。

效用主治：益气养血，调经止痛。主治气血两虚、四肢倦怠、精神萎靡、气短懒言、头晕眼花、面黄肌瘦、腰膝酸软；脾虚食欲减退、胃胀便溏；月经先后无定期、量少色淡，痛经。

药师提示：痰火积热及阴虚火旺者忌服。忌食萝卜、莱菔子、生葱、大蒜、藜芦等。

酒方来源：参考《万病回春》。

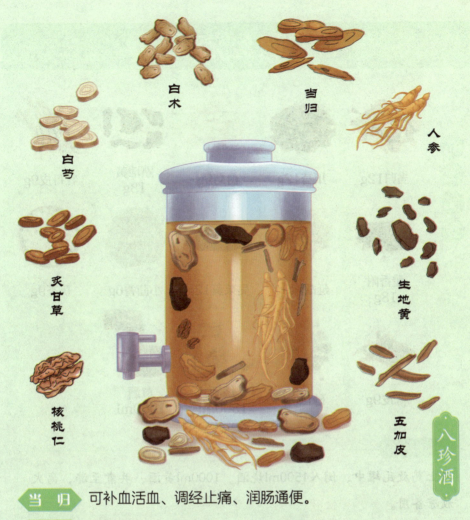

白术

当归

人参

白芍

生地黄

炙甘草

五加皮

核桃仁

八珍酒

当 归	可补血活血、调经止痛、润肠通便。
白 术	可健脾益气、燥湿利水、止汗、安胎。
白 芍	可柔肝止痛、平抑肝阳、养血调经、敛阴止汗。
生地黄	可清热凉血、养阴生津。
人 参	可大补元气、复脉固脱、补脾益肺、生津养血、安神益智。
炙甘草	可补脾益气、祛痰止咳、缓急止痛、清热解毒、调和诸药。
五加皮	可补益肝肾、强筋壮骨、利水消肿、祛风除湿。
核桃仁	可补肾、温肺、润肠。

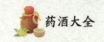

调经酒

药酒配方

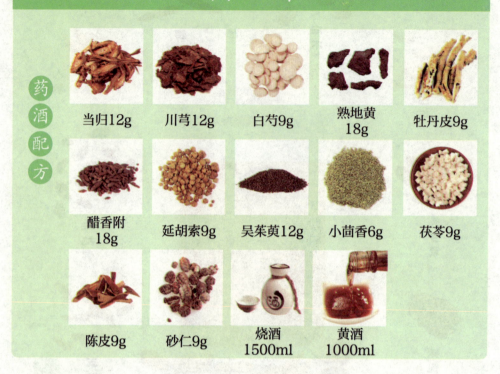

当归12g

川芎12g

白芍9g

熟地黄18g

牡丹皮9g

醋香附18g

延胡索9g

吴茱萸12g

小茴香6g

茯苓9g

陈皮9g

砂仁9g

烧酒1500ml

黄酒1000ml

制酒方法

将上药放瓦罐中，倒入1500ml烧酒、1000ml黄酒，共煮至沸，离火放凉备用。

用药有方：口服。每次15～30ml，温服，每日2次。

效用主治：养血活血，疏肝理气，温经散寒，健脾开胃。主治血寒肝郁、瘀滞型月经不调、痛经。症见月经错后或前后不定期，经色暗淡、紫暗或有血块，量少，经前、经期、经后小腹或腰部酸痛、胀痛、冷痛，兼治食欲不振、腹胀等。

药师提示：月经先期量多者慎用。

酒方来源：参考《奇方类编》。

十全大补酒

药酒配方

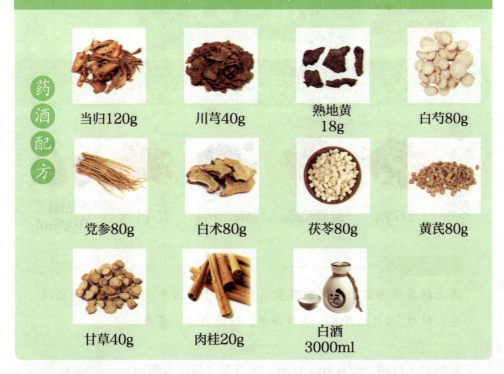

当归120g　　川芎40g　　熟地黄18g　　白芍80g

党参80g　　白术80g　　茯苓80g　　黄芪80g

甘草40g　　肉桂20g　　白酒3000ml

制酒方法

将上述诸药共捣为粗末，用纱布袋装上，扎口，置酒坛中，加3000ml白酒浸泡，密封容器。14日后开封，取出纱布袋，压榨取汁，将榨得的药液与药酒混合。药酒过滤后装瓶备用。

用药有方： 口服。早、晚各15ml，每日2次。

效用主治： 温补气血。主治气血不足、虚劳咳嗽、食少遗精、精神倦怠、脚膝无力、妇女崩漏等。

药师提示： 阴虚火旺者忌用。

酒方来源： 参考《太平惠民和剂局方》。

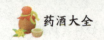

痛 经
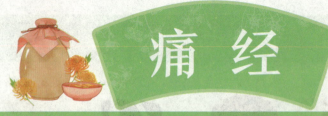

当归延胡酒

药酒配方

当归50g　　延胡索25g　　制没药15g　　红花15g　　白酒1000ml

制酒方法

将上药共捣为粗末，用纱布袋盛放，置于净器中，入1000ml白酒浸泡，封口。7日后开启，去掉药袋，过滤去渣，备用。

用药有方：口服。每次10～15ml，每日早、晚空腹服用。

效用主治：活血调经，行瘀止痛。主治月经欲来时腹中疼痛。

药师提示：注意经期保暖，忌食生冷。

酒方来源：参考《儒门事亲》。

温馨贴士

药酒外用的使用方法

对于在两日内出现的局部出血、红肿等软组织损伤，涂搽药酒时不可用力按摩，否则会使症状加重，甚至出现不良后果。使用药酒按摩时，还要注意避开受伤的骨头部位，以免损伤骨面的软组织和骨膜组织，加重病情。

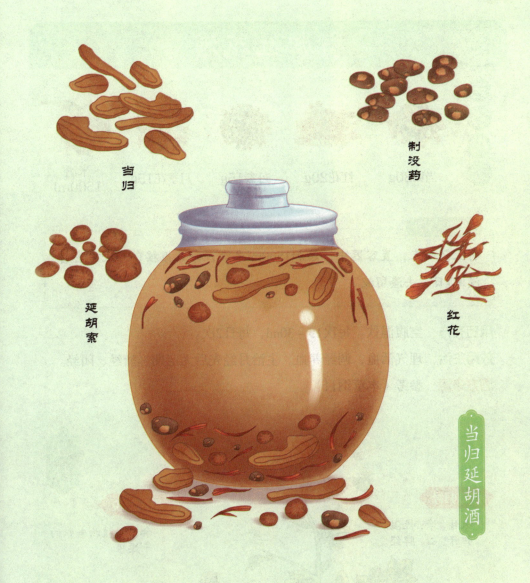

当归

制没药

延胡索

红花

当归延胡酒

当　归	可补血活血、调经止痛、润肠通便。
延胡索	可活血、行气、止痛。
制没药	可散瘀定痛、消肿生肌。
红　花	可活血通经、散瘀止痛。

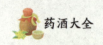

当归红花酒

药酒配方

当归30g	红花20g	丹参15g	月季花15g	米酒1500ml

制酒方法

将上药研末，置容器中，添加1500ml米酒，每日振摇1～2次，密封浸泡7日，去渣留液。

用药有方： 空腹温饮。每次15～30ml，每日2次。

效用主治： 理气活血，调经养血。主治月经先后无定期、痛经、闭经。

酒方来源： 参考《本草纲目》。

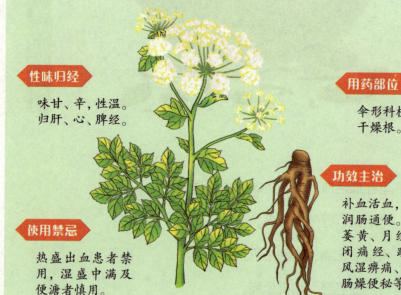

当归

性味归经

味甘、辛，性温。
归肝、心、脾经。

用药部位

伞形科植物当归的
干燥根。

使用禁忌

热盛出血患者禁
用，湿盛中满及
便溏者慎用。

功效主治

补血活血，调经止痛，
润肠通便。主治血虚
萎黄、月经不调、经
闭痛经、跌打损伤、
风湿痹痛、痈疽疮疡、
肠燥便秘等。

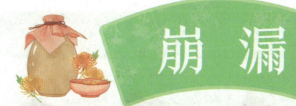

崩 漏

丹参酒

药酒配方

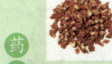
丹参100g

生地黄100g

忍冬藤100g

生地榆100g

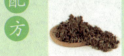
艾叶100g

糯米7500g

酒曲适量

制酒方法

将前五味药捣碎，以水渍3日，煎2次，共取汁3000ml。一半浸糯米，沥干，蒸饭，待冷，入另一半药汁、酒曲（压细）拌匀，如常法酿酒。酒熟即成。

用药有方： 口服。每次40~60ml，每日2~3次。

效用主治： 活血，凉血，清热，止血。主治妇人崩中下血及产后余沥。

酒方来源： 参考《千金翼方》。

中医小讲堂

在出血期间，患者要多卧床休息，避免过度劳累、涉水淋雨、进行房事和坐浴等，以免加重病情。同时保持外阴的清洁和卫生，防止感染。

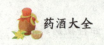

芎归胶艾汤酒

药酒配方

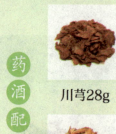
川芎28g

阿胶28g

甘草28g

艾叶42g

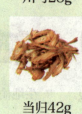
当归42g

芍药56g

生地黄
56g

清酒适量

制酒方法

将以上七味药以1000ml水与清酒合煮，取600ml，去滓。

用药有方：每次温服200ml，每日3次。

效用主治：主治女性月经淋漓不尽，或小产后下血不止，或孕期下血。

酒方来源：参考《金匮要略》。

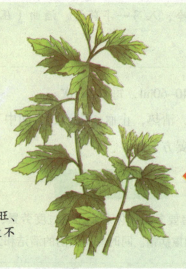

·艾叶

性味归经

味苦、辛，性温。
归肝、脾和肾经。

用药部位

菊科植物艾的干
燥叶。

使用禁忌

阴虚血热、肝火旺、
长期饮酒者一般不
建议食用。

功效主治

散寒止痛，温经止血。
主治吐血、衄血、月经
过多、胎漏下血、少腹
冷痛、经寒不调等症。

第 五 章
五官科疾病药酒

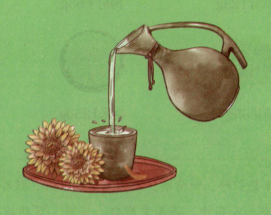

　　五官科常见病包括耳、鼻、咽、喉、眼、牙齿等疾病。耳部疾病常见的有中耳炎、耳鸣耳聋等；鼻部疾病常见的有鼻炎、鼻窦炎等；咽喉疾病常见的有扁桃体炎、咽炎、喉炎等；眼科疾病有青光眼、白内障、结膜炎等。

　　下面将为大家介绍一些防治五官科疾病的药酒，希望对患有五官科疾病的患者有所帮助。

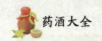

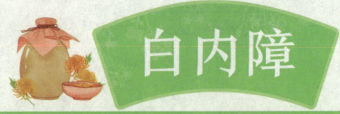

白内障

四味平补酒

药酒配方

肉苁蓉125g

枸杞子65g

巴戟天65g

菊花65g

糯米1250g

酒曲适量

制酒方法

将前四味药粗碎，加清水，文火煎至3000ml，候冷。糯米蒸煮，沥干，候冷。入药汁、酒曲末搅匀，密封，置阴凉保温处，常规酿酒，酒熟后去糟留液。

用药有方： 空腹温饮。每次10～20ml，每日2次。

效用主治： 补肾壮阳，养血填精，强筋壮骨，养肝明目。主治肝肾亏虚、精血不足、视物模糊、头晕目眩、腰背酸痛、足膝乏力。

酒方来源： 参考《遵生八笺》。

温馨贴士

药酒要密封好

药酒配制完成后，要及时装进合适的容器里密封好，防止空气和药酒接触。存放在阴凉、干燥和通风的地方。

神效退翳酒

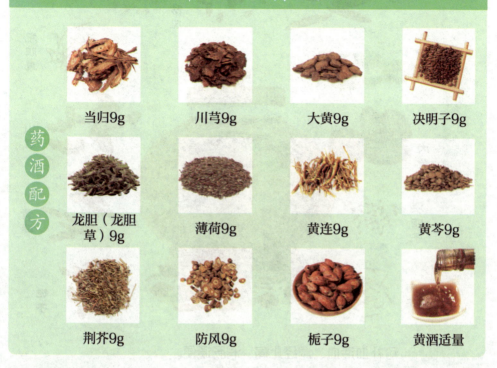

药酒配方

当归9g

川芎9g

大黄9g

决明子9g

龙胆（龙胆草）9g

薄荷9g

黄连9g

黄芩9g

荆芥9g

防风9g

栀子9g

黄酒适量

制酒方法

将上药粗碎，置容器中，添加黄酒，文火煎至300ml，去渣留液。

用药有方：口服。每次20～30ml，每日3次。

效用主治：祛风清热，活血退翳。主治眼生翳膜，视物模糊。

酒方来源：参考《普济方》。

中医小讲堂

　　在生活中，白内障患者要避免长时间使用电子产品，保持眼部的清洁卫生，注意不能用手揉局部，避免引起细菌感染。一定要重视饮食，多摄入维生素和微量元素，比如维生素 C、维生素 E、维生素 A、硒等，以延缓眼睛病变，帮助改善晶状体混浊的现象。如果视力严重下降，一定要及时就医，必要时听从医生的建议进行手术。

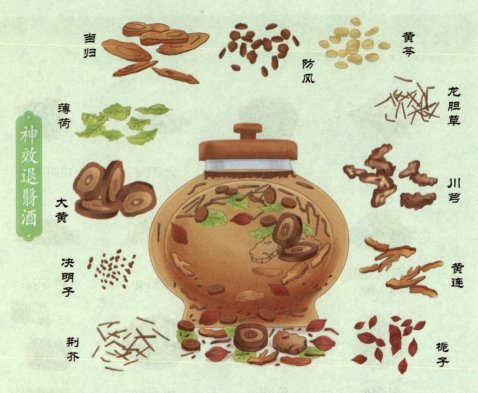

神效退翳酒

当归
防风
黄芩
龙胆草
薄荷
川芎
大黄
黄连
决明子
荆芥
栀子

当 归	可补血活血、调经止痛、润肠通便。
川 芎	可活血行气、祛风止痛。
大 黄	可泻下攻积、清热泻火、凉血解毒、逐瘀通经、利湿退黄。
决明子	可清热明目、润肠通便。
龙胆草	可清热燥湿、泻肝胆。
薄 荷	可疏散风热、清利头目、利咽透疹、疏肝行气。
黄 连	可清热燥湿、泻火解毒。
黄 芩	可清热燥湿、泻火解毒、止血、安胎。
荆 芥	可解表散风、透疹消疮。
防 风	可祛风解表、胜湿止痛。
栀 子	可泻火除烦、清热利湿、凉血解毒等。

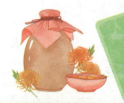

视力减退

枸杞生地酒

药酒配方

枸杞子200g

生地黄汁
300ml

白酒
1500ml

制酒方法

在每年冬季壬癸日，采红肥枸杞子，捣破，置容器中，添加1500ml白酒，每日振摇1～2次，密封浸泡7日，去渣留液。加生地黄汁搅匀，再每日振摇1～2次，密封浸泡至立春。

用药有方：空腹温饮。每次20～30ml，每日2次。

效用主治：补益肝肾，乌须明目。主治肝肾亏虚、精血不足、视物模糊、腰膝酸软、须发早白、体倦乏力。

药师提示：忌食芫荽、葱、蒜等。加何首乌100～200g，乌发效果更佳。

酒方来源：参考《增补万病回春》。

菊花地骨酒

药酒配方

地骨皮50g

生地黄
50g

菊花50g

糯米1500g

酒曲适量

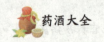

> **制酒方法**
>
> 将前三味药粗碎,加水,文火煎取汁,与糯米煮成饭,候冷,入酒曲末拌匀,密封,置阴凉干燥处,常规酿酒,酒熟后去糟留液。

用药有方：口服。每次10ml,每日3次。

效用主治：滋阴益血,补身延年。主治中年人身体虚弱、目暗多泪、视物不明、筋骨软弱乏力、高血压眩晕、夏季身热不适、消渴。

药师提示：阳虚者慎服。

酒方来源：参考《太平圣惠方》。

菖蒲白术酒

药酒配方

 石菖蒲250g

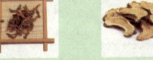 白术250g

 白酒 1250ml

> **制酒方法**
>
> 将前两味药研末,置容器中,添加1250ml白酒,每日振摇1～2次,密封浸泡14日,去渣留液。

用药有方：口服。每次20～30ml,每日3次。

效用主治：补益脾胃,和中理血,润泽肌肤。主治脾胃虚弱、食欲不振、神疲乏力、视力减退、早衰健忘、耳鸣耳聋、便溏腹胀、心悸。

药师提示：阴虚火旺者忌服。

酒方来源：参考《太平圣惠方》。

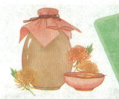

耳聋、耳鸣

穿破菖蒲酒

药酒配方

铁1块

石菖蒲20g

磁石20g

穿破石50g

粳米200g

酒曲适量

制酒方法

将前四味药粗碎，加水煎取汁，入粳米煮熟，密封，置阴凉干燥处，常规酿酒，酒熟后去糟留液。

用药有方：口服。不拘时候，随量饮用。

效用主治：补肾开窍。主治肾虚耳聋、耳鸣。

药师提示：孕妇忌服。铁用陈旧者佳。

酒方来源：参考《太平圣惠方》。

温馨贴士

老人服用药酒的注意事项

老人服用药酒应适当减量，服用后要注意观察是否有不良反应，或尽量外用。

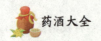

聪耳磁石酒

川木通25g

石菖蒲25g

磁石15g

白酒500ml

制酒方法

将前三味药细锉，置容器中，加500ml白酒密封浸泡3～7日，去渣留液。

用药有方： 饭后口服。每次20～30ml，每日2次。

效用主治： 平肝潜阳，化湿开窍。主治肝肾亏虚所致的耳聋、耳鸣等。

酒方来源： 参考《圣济总录》。

苍耳愈聋酒

苍耳子30g

防风30g

黄芪30g

茯苓30g

独活30g

牛蒡子30g

生地黄30g

薏苡仁20g

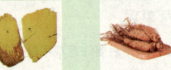
川木通20g　　　人参15g

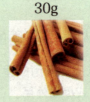
肉桂12g

白酒1000ml

制酒方法

将上药捣碎，置容器中，添加1000ml白酒，每日振摇1～2次，密封浸泡7日，去渣留液。

用药有方：空腹口服。每次10ml，每日1次。

效用主治：除热，补虚。主治骨痛、耳聋。

药师提示：苍耳子小毒。本酒不宜多服、久服，孕妇忌服。忌食萝卜、莱菔子、生葱、大蒜、藜芦等。

酒方来源：参考《圣济总录》。

菖蒲桂心酒

药酒配方

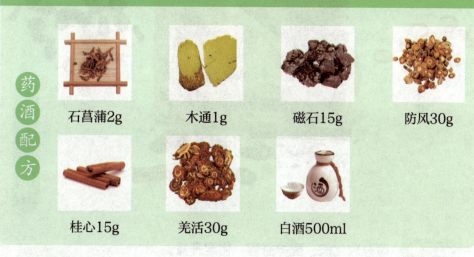

石菖蒲2g　　木通1g　　磁石15g　　防风30g

桂心15g　　羌活30g　　白酒500ml

制酒方法

将上药捣碎，入布袋，置容器中，加入500ml白酒，密封，浸泡7日后，去渣，备用。

用药有方：口服。空腹温服，每次10ml，每日2次。

效用主治：开窍祛风，纳气潜阳，安神。主治耳聋、耳鸣。

酒方来源：参考《圣济总录》。

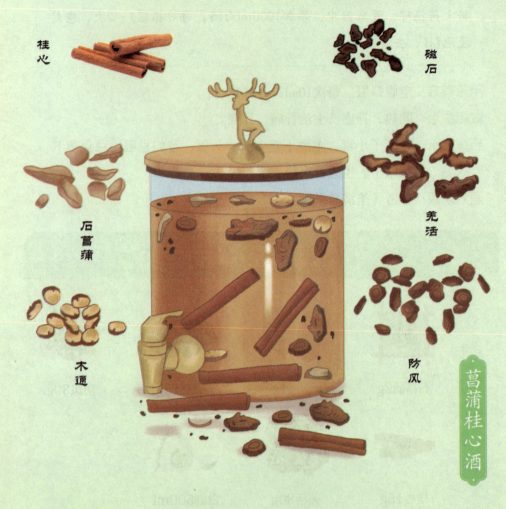

桂心

磁石

石菖蒲

羌活

木通

防风

·菖蒲桂心酒·

石菖蒲 可开窍化痰、醒神益智、化湿开胃。

木 通 可利尿通淋、清心除烦、通经下乳。

磁 石 可平肝潜阳、纳气平喘、镇惊安神、聪耳明目。

防 风 可祛风解表、胜湿止痛、止痉。

桂 心 可补火助阳、引火归元、散寒止痛、温通经脉。

羌 活 可解表散寒、祛风除湿、止痛。

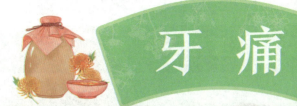

牙 痛

白矾藜芦酒

 药酒配方

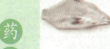 白矾10g

藜芦10g

 防风10g

 细辛10g

 干姜10g

 白术10g

 花椒10g

 甘草10g

 蛇床子10g

 制附子 10g

白酒 1000ml

制酒方法

将上药粗碎，置容器中，添加1000ml白酒，文火煮沸，去渣留液。

用药有方： 含漱。痛起始用，温酒漱口，酒冷方吐，痛止停漱。

效用主治： 祛风散寒，通络止痛。主治牙齿疼痛、龋齿、齿根宣露。

药师提示： 附子有毒，须炮制；细辛小毒。本酒不宜下咽、多用、久用，孕妇忌用。

酒方来源： 参考《外台秘要》。

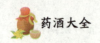

松叶辛芎酒

药酒配方

 松叶90g

 川芎60g

 细辛60g

 白酒4000ml

制酒方法

将上药粗碎，置容器中，添加4000ml白酒，文火煮至2000ml，去渣留液。

用药有方：含漱。痛起始用，温酒漱口，酒冷方吐，痛止停漱。

效用主治：祛风活血，通络止痛。主治牙齿肿痛。

药师提示：细辛小毒。本酒不宜下咽、多用、久用，孕妇忌用。

酒方来源：参考《外台秘要》。

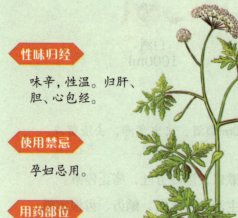

川芎

性味归经

味辛，性温。归肝、胆、心包经。

使用禁忌

孕妇忌用。

用药部位

伞形科植物川芎的干燥根茎。

功效主治

活血行气、祛风止痛。主治胸痹心痛、胸胁刺痛、跌打损伤、月经不调、风湿痹痛等。

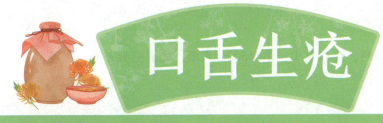

口舌生疮

半夏酒

药酒配方

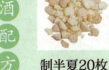
制半夏20枚

白酒
1000ml

制酒方法

将制半夏洗净，置容器中，添加清水200ml，文火煎煮30分钟，趁热添加1000ml白酒，每日振摇1～2次，密封浸泡30日，去渣留液。

用药有方： 含漱。痛起始用，温酒漱口，酒冷方吐，痛止停漱。或口服，每次10ml，每日2次。

效用主治： 健脾燥湿，消肿止痛。主治舌下黏膜炎症（口腔炎），舌下腺囊肿（舌肿），重舌。

药师提示： 半夏有毒，须炮制。本酒不宜多用、久用，孕妇忌用。

酒方来源： 参考《普济方》。

连柏栀子酒

药酒配方

黄柏90g

黄连15g

栀子30g

米酒800ml

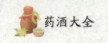

制酒方法

将上药粗碎，置容器中，添加800ml米酒，文火煎数百沸，去渣留液，候凉。

用药有方： 空腹口服。不拘时候，每次20ml。

效用主治： 清热利湿，解毒杀虫。主治虚烦不眠、目赤肿痛、口舌生疮、牙龈出血、吐血、尿血、便血、热毒疮疡。

酒方来源： 参考《景岳全书》。

中医小讲堂

　　口舌生疮的患者，平时要注意保持口腔的清洁与卫生，饭后要及时漱口，防止细菌滋生。要忌食过于辛辣、容易上火的食物，比如辣椒等；多吃清淡、可以降火的食物，比如新鲜的水果、蔬菜。适当进行体育锻炼，增强免疫力。还要学会适当放松自己的心情，避免压力过大。

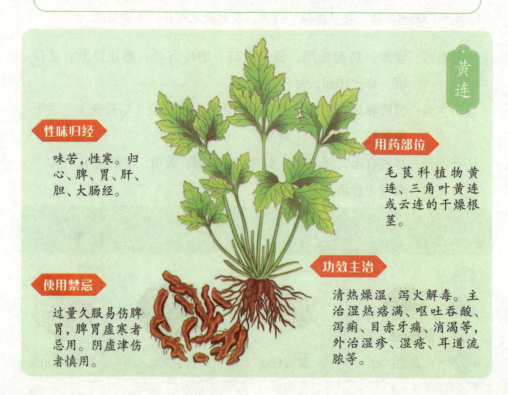

黄连

性味归经

味苦，性寒。归心、脾、胃、肝、胆、大肠经。

用药部位

毛茛科植物黄连、三角叶黄连或云连的干燥根茎。

使用禁忌

过量久服易伤脾胃，脾胃虚寒者忌用。阴虚津伤者慎用。

功效主治

清热燥湿，泻火解毒。主治湿热痞满、呕吐吞酸、泻痢、目赤牙痛、消渴等，外治湿疹、湿疮、耳道流脓等。

第六章

骨科疾病药酒

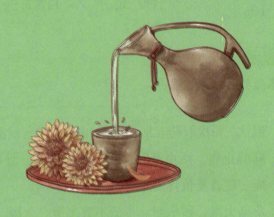

　　骨科主要研究骨骼肌肉系统的解剖、生理与病理。筋骨、肌肉要想强健且有力，离不开肝、脾、肾等器官提供养分。如果肝肾亏损或受到寒湿邪气的侵袭，导致脾运不健，筋骨、肌肉失养，就会出现腰膝酸软、腿脚乏力等症状。常用的中药有补骨脂、牛膝、生地黄、杜仲、肉苁蓉、枸杞子等。

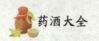
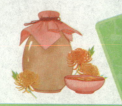

跌打损伤

整骨麻酒

 药酒配方

制草乌
10g

当归7.5g

白芷7.5g

白酒适量

制酒方法

将前三味药共研细末，备用。

用药有方：温饮。每次取药末2g，用50ml白酒煮沸，候温服之，每日1次。

效用主治：麻醉止痛，活血消肿。主治跌打损伤、骨折、脱臼、红肿疼痛、整骨复位疼痛难忍。

药师提示：草乌大毒，须炮制。本酒不宜多服、久服，孕妇忌服。

酒方来源：参考《证治准绳》。

没药鸡子酒

 药酒配方

制没药
15g

生鸡子黄
3枚

白酒
1000ml

制酒方法

将制没药粗碎，与生鸡子黄一起置容器中，添加1000ml白酒，文火煮沸，去渣留液。

用药有方：温饮。不拘时候，随量饮用。

效用主治：散血祛瘀，消肿止痛。主治跌打损伤、金疮、筋骨疼痛。

酒方来源：参考《太平圣惠方》。

当归芷竭酒

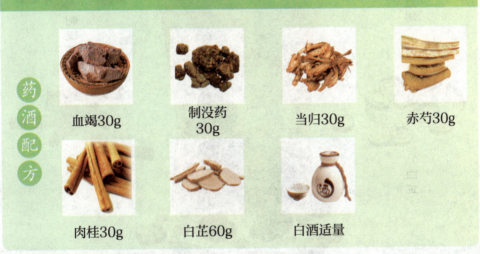

药酒配方

血竭30g　　制没药30g　　当归30g　　赤芍30g

肉桂30g　　白芷60g　　白酒适量

制酒方法

将上药粗碎，置容器中，添加适量白酒，每日振摇1～2次，密封浸泡15日，去渣留液。

用药有方：温饮。每次10～15ml，每日3～4次。

效用主治：活血化瘀，温经通络。主治跌打损伤、筋骨疼痛不可忍受。

药师提示：血竭小毒。本酒不宜多服、久服，孕妇忌服。

酒方来源：参考《太平圣惠方》。

·当归芷竭酒·

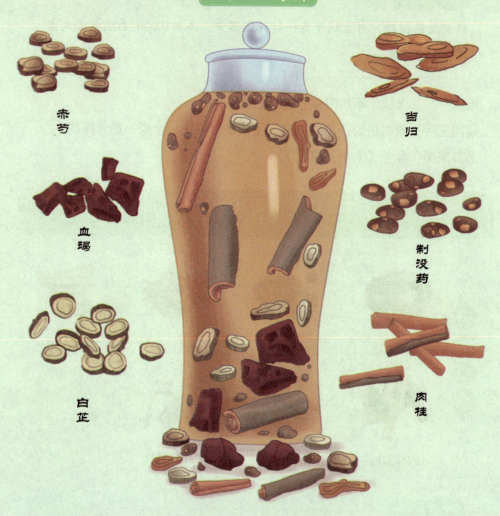

赤芍

当归

血竭

制没药

白芷

肉桂

血 竭	可活血定痛、化瘀止血、生肌敛疮。
制没药	可散瘀定痛、消肿生肌。
当 归	可补血活血、调经止痛、润肠通便。
赤 芍	可清热凉血、散瘀止痛。
肉 桂	可补火助阳、引火归元、散寒止痛、温通经脉。
白 芷	可祛风止痛、解表散寒、燥湿止带、消肿排脓、宣通鼻窍。

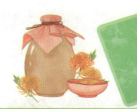

关节疼痛

防风松叶酒

药
酒
配
方

松叶160g

麻黄30g

防风30g

制附子30g

独活30g

牛膝30g

生地黄30g

秦艽20g

肉桂20g

白酒1500ml

制酒方法

将上药捣末，置容器中，添加1500ml白酒，每日振摇1～2次，密封浸泡（春秋7日，冬10日，夏5日），去渣留液。

用药有方： 空腹温饮。每次10～15ml，每日3次。

效用主治： 祛风除湿。主治风湿侵袭、关节疼痛、四肢麻木、步履困难。

药师提示： 附子有毒，须炮制。本酒不宜多服、久服，孕妇忌服。忌食有毒、滑利、动风的食物。

酒方来源： 参考《太平圣惠方》。

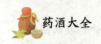
防风白术酒

药酒配方

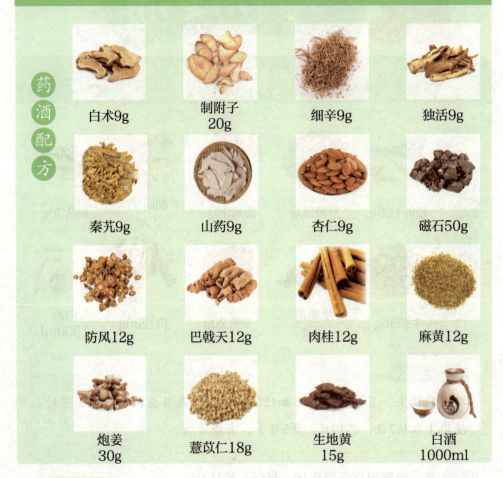

白术9g

制附子 20g

细辛9g

独活9g

秦艽9g

山药9g

杏仁9g

磁石50g

防风12g

巴戟天12g

肉桂12g

麻黄12g

炮姜 30g

薏苡仁18g

生地黄 15g

白酒 1000ml

制酒方法

将上药粗碎，置容器中，添加1000ml白酒，每日振摇1～2次，密封浸泡7日，去渣留液。

用药有方： 空腹温饮。随量饮用，每日2次。

效用主治： 调和气血，搜风祛邪。主治肌肉麻木、身体沉重、关节疼痛。

药师提示： 本酒不宜多服、久服，孕妇忌服。

酒方来源： 参考《圣济总录》。

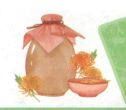

筋骨疼痛

狗脊煮酒

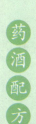
药酒配方

狗脊50g

丹参50g

黄芪50g

萆薢50g

牛膝50g

川芎50g

独活50g

制附子
15g

白酒
1000ml

制酒方法

将上药捣碎，置瓷坛或玻璃瓶中，用1000ml白酒浸泡，密封14日后开启，过滤即得。

用药有方：口服。每次15~20ml，每日2~3次。

效用主治：祛风湿，强筋骨，益气活血。主治腰痛强直、不能舒展。

药师提示：孕妇忌服。

酒方来源：参考《圣济总录》。

温馨贴士

药酒按摩治疗法的禁忌

对于刚发生骨折、关节脱位、表皮破损等损伤，以及心、肝、肺、肾等有严重疾病的患者，禁止用药酒按摩治疗法。

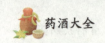
三味杜仲酒

药
酒
配
方

 杜仲60g

 丹参60g

 川芎30g

 白酒 1000ml

制酒方法

将上药粗碎，置容器中，添加1000ml白酒，每日振摇1～2次，密封浸泡14日，去渣留液。

用药有方： 口服。每次10～15ml，每日2次。

效用主治： 温肝散寒，强筋壮骨，活血通络。主治肝阳虚寒、瘀血内阻所致的腰脊酸困、身重怕冷、阳痿早泄，筋骨疼痛、麻木酸胀，四肢、关节刺痛，活动不利，遇阴雨天或夜晚疼痛更剧、尿后余沥、冠心病、高血压、脑动脉硬化等。

药师提示： 阴虚火旺、口舌生疮、性欲亢进者忌服。不善饮酒或高血压患者，可改用黄酒配制。

酒方来源： 参考《外台秘要》。

中医小讲堂

出现了筋骨疼痛，一定要注意保暖，避免受凉，禁止食用辛辣刺激性食物，不抽烟，不喝酒，不喝浓茶、浓咖啡和碳酸饮料等，以免加重疼痛症状；可以多吃一点高钙、高蛋白的食物及新鲜的水果和蔬菜；还可以通过热敷、艾灸、针灸、拔罐等理疗方法来促进筋骨的血液循环，缓解筋骨疼痛的症状，必要时可在医生的指导下服用活血通络的药物和非甾体抗炎药。

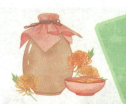

四肢麻木

加味养生酒

药酒配方

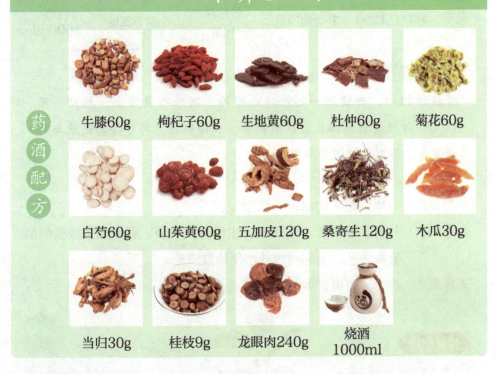

牛膝60g	枸杞子60g	生地黄60g	杜仲60g	菊花60g
白芍60g	山茱萸60g	五加皮120g	桑寄生120g	木瓜30g
当归30g	桂枝9g	龙眼肉240g	烧酒1000ml	

制酒方法

将上药切碎，置容器中，加入1000ml烧酒，密封，浸泡7日后，过滤去渣，即成。

用药有方： 口服。每次服15~30ml，每日2次。

效用主治： 补肝肾，祛风湿，舒筋活络。主治肝肾精血不足、风湿引起的头晕、目暗、腰膝疼痛无力、四肢麻木作痛等。

酒方来源： 参考《惠直堂经验方》。

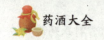

核桃酒

药酒配方

 核桃仁120g　 补骨脂60g　 炒杜仲60g　 小茴香20g　 白酒1500ml

制酒方法

将杜仲切细，与诸药一起粉碎成粗粉，用纱布袋装上，扎口，用1500ml白酒浸泡。14日后取出药袋，压榨取液。将榨得的药液与药酒混合，静置，过滤后即得。

用药有方：口服。每次20ml，每日2次。

效用主治：补肾，壮筋骨，乌须发。主治肾气虚弱、腰痛如折或腰间似有物重坠、坐起艰难或小便频数清长。

酒方来源：参考《寿世青编》。

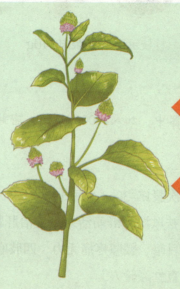

性味归经

味苦、辛，性温。
归肾、脾经。

使用禁忌

大便燥结者忌服；因热而遗精、尿频者忌用；内热烦渴、眩晕气虚者忌用；膀胱癌患者忌用。

补骨脂

用药部位

豆科植物补骨脂的干燥成熟果实。

功效主治

温肾助阳、纳气平喘、温脾止泻等。主治肾阳不足、阳痿遗精、遗尿尿频、腰膝冷痛等。

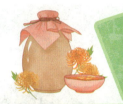

四肢乏力

当归天冬酒

药酒配方

当归30g

天冬 30g

五加皮 15g

麦冬 15g

牛膝15g

川芎 15g

熟地黄15g

生地黄15g

秦艽25g

桂枝10g

蜂蜜150g

红砂糖150g

食醋250g

白酒
2000ml

制酒方法

前10味捣碎，置容器中，添加白酒、蜂蜜、红砂糖、食醋混匀，隔水文火煮2小时，待温，埋土中7日后取出，去渣留液。

用药有方： 空腹口服。每日2次，每次10～30ml。

效用主治： 补益肝肾，养血息风，强筋壮骨。主治肝肾亏虚、腰腿乏力、肢体麻木、筋骨疼痛、头晕头痛、耳鸣目眩、少寐多梦、突然口眼歪斜、舌强、言语不利。

酒方来源： 参考《随息居饮食谱》。

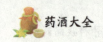
杜仲酒

炒杜仲
50g

淫羊藿25g

怀牛膝25g

制附子
25g

独活25g

白酒
1000ml

制酒方法

将上药粉碎成粗粉，用纱布袋装上，扎口，用1000ml白酒浸泡。14日后取出药袋，压榨取液。将榨得的药液与药酒混合，静置，过滤后即得。

用药有方：饭前空腹温饮。每次10～20ml，每日2次。

效用主治：补肝肾，强筋骨，祛风湿。主治筋骨痿软、腰膝无力、周身骨节疼痛。

药师提示：孕妇及溃疡病患者忌饮此酒。

酒方来源：参考《古今图书集成》。

服用治疗类药酒的注意事项

温馨贴士

服用治疗类药酒时一定要谨遵医嘱，且在病愈后就应停止饮用；养生类药酒则可以间歇饮用；规定外用的药酒禁止内服，以免中毒。

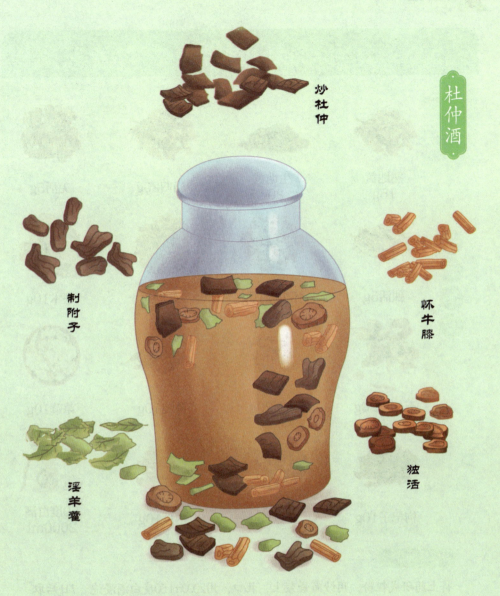

炒杜仲

·杜仲酒·

制附子

怀牛膝

淫羊藿

独活

> **炒杜仲** 可补肝肾、强筋骨、安胎。

> **淫羊藿** 可补肾阳、强筋骨、祛风湿。

> **怀牛膝** 可逐瘀通经、补肝肾、强筋骨、利尿通淋、引血下行。

> **制附子** 可回阳救逆、补火助阳、散寒止痛。

> **独　活** 可祛风除湿、通痹止痛。

107

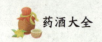
还童酒

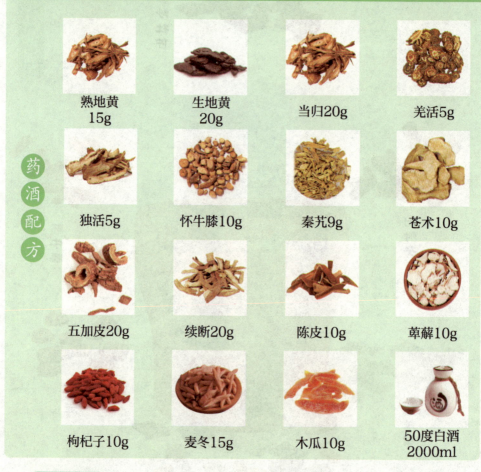

药酒配方

熟地黄 15g

生地黄 20g

当归20g

羌活5g

独活5g

怀牛膝10g

秦艽9g

苍术10g

五加皮20g

续断20g

陈皮10g

萆薢10g

枸杞子10g

麦冬15g

木瓜10g

50度白酒 2000ml

制酒方法

将上药研成粗粉，用纱布袋装上，扎口，用2000ml 50度白酒浸泡。7日后取出药袋，压榨取液。将榨得的药汁与药酒混合，静置，过滤后即可服用。

用药有方：口服。每次20ml，每日2次，早、晚空腹温服。

效用主治：补肝肾，强筋骨，祛风湿。用于老人肝肾不足、腰膝酸困、行走无力、关节疼痛、筋骨不舒。

酒方来源：参考《回生集》。

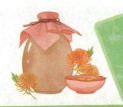

腰膝酸软

八仙长寿酒

药
酒
配
方

生地黄3g

山药15g

山茱萸15g

茯苓12g

牡丹皮12g

泽泻12g

麦冬10g

五味子10g

白酒
1000ml

制酒方法

将上药研成粗末，用纱布袋装上，扎口，用1000ml白酒浸泡。密封14日后，取出药袋，将压榨药渣所得药液与药酒混合，过滤后装瓶，备用。

用药有方： 口服。每次20ml，每日1次。

效用主治： 补肾养肺。用于老年人肺肾阴虚、咳喘气短、腰膝酸软、遗精耳鸣。

酒方来源： 参考《寿世保元》。

中医小讲堂

中医学认为，腰膝酸软可能与肝肾不足、肾虚有关，应在医生的指导下服用中成药物来调理；平时一定要保持规律的作息，尤其是要避免熬夜和过度劳累，腰部和膝关节的保暖工作要做好，避免受凉。

黄精延寿酒

药酒配方

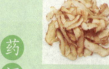

黄精4g

白术4g

天冬3g

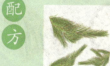

松叶6g

枸杞子5g

酒曲适量

制酒方法

将前五味药加水适量煎汤，去渣取液，加入酒曲拌匀，如常法酿酒。酒熟即可饮用。

用药有方：不拘时候，适量饮服，勿醉。

效用主治：延年益寿，强筋壮骨，益肾填精，调和五脏。主治老人食少体虚、筋骨软弱、腰膝酸软。

酒方来源：参考《千金翼方》。

延年益寿酒

药酒配方

制何首乌
200g

茯苓100g

山药40g

川牛膝50g

菟丝子50g

补骨脂30g　　枸杞子80g　　炒杜仲50g　　白酒3000ml

制酒方法

将上药研成粗末，装入纱布口袋，扎口后置干净容器中，加入3000ml白酒浸泡，密封。14日后开启，去药渣，过滤取液，装瓶备用。

用药有方：口服。每次20～30ml，每日早、晚各1次。

效用主治：填精补髓，乌须延年。用于肾虚早衰、腰膝酸软、耳鸣遗精、须发早白。

酒方来源：参考《寿世传真》。

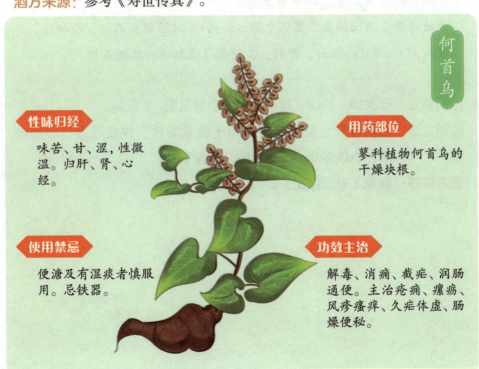

何首乌

性味归经

味苦、甘、涩，性微温。归肝、肾、心经。

用药部位

蓼科植物何首乌的干燥块根。

使用禁忌

便溏及有湿痰者慎服用。忌铁器。

功效主治

解毒、消痈、截疟、润肠通便。主治疮痈、瘰疬、风疹瘙痒、久疟体虚、肠燥便秘。

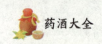

长生固本酒

枸杞子30g

天冬30g

麦冬30g

五味子10g

人参20g

生地黄
30g

熟地黄
30g

白酒
1000ml

制酒方法

将上药粉碎为粗末，用纱布袋盛装，扎口，置干净坛中，加1000ml
白酒浸泡。酒坛加盖，置锅中隔水加热1小时后取出酒坛，冷却后，
埋入土中。5日后取出，开封，去药袋过滤取液，装瓶备用。

用药有方：每次10～20ml，每日早、晚空腹温服。

效用主治：滋阴补肾，益气健脾。用于腰膝酸软、神疲乏力、心烦口
干、心悸多梦、头晕目眩、须发早白。

酒方来源：参考《寿世保元》。

第七章
养颜美容类药酒

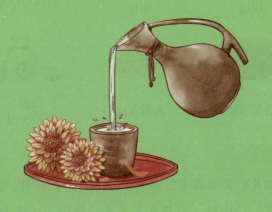

　　肌肤的颜色质地与脏腑功能相关，肌肤是依靠气血来滋养的，气血匮乏或输送不畅就会影响皮肤。养颜嫩肤首先要注意清洁，节制饮食，劳逸结合；其次要调理脏腑功能，或健脾补肾，或益气养血，或祛痰化瘀，或利水除湿，目的是让气血输送顺畅。

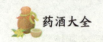

面色无华

固本酒

 药酒配方

生地黄
60g

熟地黄
60g

白茯苓60g

天冬30g

麦冬30g

人参30g

白酒
5000ml

制酒方法

将上药切片，置容器中，加入5000ml白酒，密封，浸泡3日后，以文火隔水煮1~2小时，以酒色黑为度。待冷，过滤去渣，静置数日，即成。

用药有方： 每次空腹温服15~30ml，每日1~2次。

效用主治： 滋阴益气，乌须发，美容颜。主治劳疾、面容憔悴、须发早白。

酒方来源： 参考《扶寿精方》。

 温馨贴士

以下人群不宜饮用药酒

1. 儿童，心脑血管疾病、糖尿病病情严重者。
2. 肝脏功能不全者、有严重的消化系统溃疡者。
3. 对酒精过敏者以及皮肤病患者应禁用或慎用药酒。

桑葚龙眼酒

药酒配方

桑葚100g

龙眼肉100g

烧酒
2000ml

制酒方法

将上述两药与2000ml烧酒同入坛内浸泡，7日后即可饮用。

用药有方： 口服。每次10～20ml，每日2次。

效用主治： 养血安神，美容延年。主治肝肾阴亏、虚劳羸弱所致的失眠、健忘、惊悸、怔忡、便秘、目暗、耳鸣、容颜衰老等。

药师提示： 脾胃虚寒、便溏者慎用。

酒方来源： 参考《寿世编》。

龙桂三仙酒

药酒配方

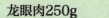
龙眼肉250g

桂花60g

白砂糖120g

白酒适量

制酒方法

将前两味药粗碎，置容器中，添加白砂糖、白酒，每日振摇1～2次，密封浸泡30日，去渣留液。

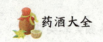

用药有方： 口服。每次20ml，每日2次。

效用主治： 健脾养心、益气养血。主治黄褐斑、面色少华、思虑过度、精神萎靡、头痛健忘、记忆力减退、更年期失眠多梦、心悸怔忡。

药师提示： 牙龈肿痛、口渴尿黄及目赤咽痛者忌服，阴虚者少服。

酒方来源： 参考《寿世保元》。

红颜酒

药酒配方

核桃仁120g

大枣120g

甜杏仁30g

白蜜100g

酥油70ml

白酒
1500ml

制酒方法

先将前三味药捣碎，用纱布袋装上，扎口。将白蜜、酥油溶入1500ml白酒中，搅拌均匀，再将药袋浸入白酒中浸泡。7日后取出药袋，压榨取液。将榨得的药汁液与药酒混合，静置，过滤，即得。

用药有方： 口服。每次15ml，每日早、晚各1次。

效用主治： 补肺肾，健脾胃，驻颜延年。用于容颜憔悴、肌肤粗糙、大便干燥以及肺肾两虚之咳喘。

药师提示： 便溏者忌用。

酒方来源： 参考《万病回春》。

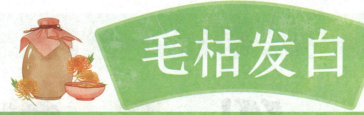

毛枯发白

乌须酒

药酒配方

人参30g

牛膝30g

生地黄100g

熟地黄60g

枸杞子60g

当归60g

麦冬 200g

天冬 80g

何首乌 120g

白酒8000ml

制酒方法

将上药捣碎，置容器中，添加8000ml白酒，每日振摇1～2次，密封浸泡15日，去渣留液。

用药有方： 空腹口服。每次20～25ml，每日2次。

效用主治： 益气养血，滋阴填精。主治气血亏虚、阴精不足、须发早白、形体消瘦、面色少华、精神萎靡、腰膝酸软、头晕眼花、耳鸣。

药师提示： 忌用铁器浸酒及同食萝卜、莱菔子、生葱、大蒜、藜芦等。若少数人服用何首乌出现肝损害、皮肤过敏、眼部色素沉着、腹痛、泄泻等症状，应立即停用。

酒方来源： 参考《万病回春》。

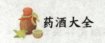

固本地黄酒

药酒配方

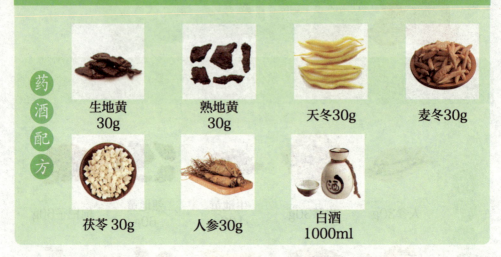

生地黄
30g

熟地黄
30g

天冬30g

麦冬30g

茯苓 30g

人参30g

白酒
1000ml

制酒方法

将上药捣碎，置容器中，添加1000ml白酒，每日振摇1~2次，密封浸泡3日，文火煮至酒色变黑，埋土中，7日后取出，去渣留液。

用药有方：空腹口服。每次10~20ml，每日2次。

效用主治：益气养血。主治气血两虚、毛枯发白、容颜憔悴、精神不振、腰酸膝困。

药师提示：忌食萝卜、莱菔子、生葱、大蒜、藜芦等。

酒方来源：参考《普济方》。

温馨贴士 药酒的保质期

用20度以下的黄酒、米酒等制成的药酒，保质期一般不超过1个月；而用50度以上的白酒制成的药酒保质期要长很多，一般为2~3年。即使保存得再好，也不要超过5年，否则药酒的疗效会降低，还有可能会出现一些副作用。

一醉散

药酒配方

 槐角子30g

 墨旱莲60g

 生地黄30g

 白酒500ml

制酒方法

将上药研粗末，用纱布袋装上，扎口，用500ml白酒浸泡。密封20日后，取出药袋，压榨取液。将榨得的药液与药酒混合，过滤装瓶，备用。

用药有方： 每晚临睡前饮30ml。

效用主治： 乌须黑发。用于须发早白。

酒方来源： 参考《普济方》。

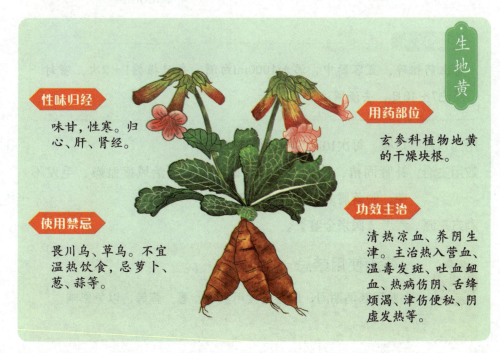

·生地黄

性味归经

味甘，性寒。归心、肝、肾经。

用药部位

玄参科植物地黄的干燥块根。

使用禁忌

畏川乌、草乌。不宜温热饮食，忌萝卜、葱、蒜等。

功效主治

清热凉血、养阴生津。主治热入营血、温毒发斑、吐血衄血、热病伤阴、舌绛烦渴、津伤便秘、阴虚发热等。

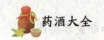

药酒大全

脱 发

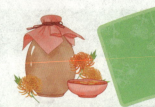

神应养真酒

药酒配方

熟地黄 30g

白芍30g

木瓜30g

当归25g

菟丝子 20g

天麻 15g

川芎 15g

羌活 9g

白酒 1000ml

制酒方法

将上药粗碎，置容器中，添加1000ml白酒，每日振摇1～2次，密封浸泡7～10日，去渣留液。

用药有方：口服。每次10～20ml，每日3次。

效用主治：补肾固精，祛风活络，养血生发。主治风盛血燥、毛发不荣、脱落屑多、脂溢性皮炎。

酒方来源：参考《医宗金鉴》。

温馨贴士

药酒使用禁忌

服用药酒期间，应避免食用萝卜、葱、蒜等，以免影响药效。

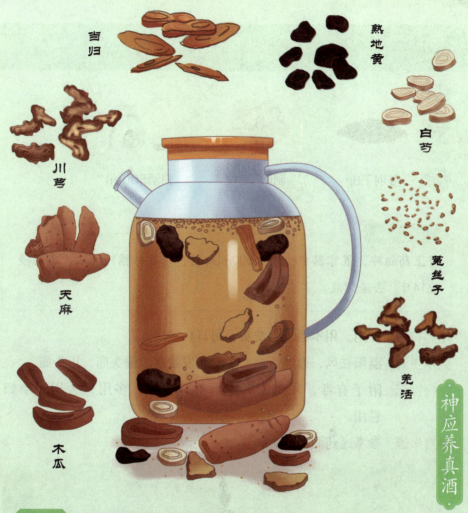

当归

熟地黄

白芍

川芎

菟丝子

天麻

羌活

木瓜

神应养真酒

熟地黄	可补血滋阴、益精填髓。
白 芍	可柔肝止痛、平抑肝阳、养血调经、敛阴止汗。
木 瓜	可舒筋活络、和胃化湿。
当 归	可补血活血、调经止痛、润肠通便。
菟丝子	可补益肝肾、固精缩尿、明目、安胎、止泻。
天 麻	可息风止痉、平抑肝阳、祛风通络。
川 芎	可活血行气、祛风止痛。
羌 活	可解表散寒、祛风除湿、止痛。

蔓荆附子酒

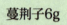

蔓荆子6g

制附子2枚

白酒500ml

制酒方法

将上药粗碎，置容器中，添加500ml白酒，每日振摇1～2次，密封浸泡14日，去渣留液。

用药有方：外用。用本酒入水洗头，每日1～2次。

效用主治：温阳祛风，通经活血。主治头发脱落、偏头痛、正头痛。

药师提示：附子有毒，须炮制。本酒不宜内服、多用、久用，孕妇忌用。

酒方来源：参考《药酒汇编》。

蔓荆子

性味归经

味辛、苦，性微寒。归胃、膀胱、肝经。

用药部位

马鞭草科植物单叶蔓荆或蔓荆的干燥成熟果实。

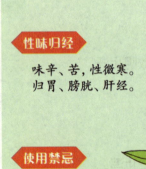

使用禁忌

血虚有火之头痛目眩及胃虚者慎用。

功效主治

疏散风热、清利头目。主治风热感冒头痛、齿龈肿痛、目赤多泪、头晕目眩等。

第八章
补益调养类药酒

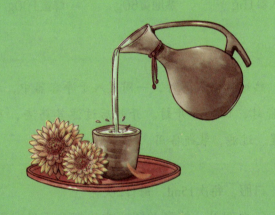

　　生活节奏的加快，让许多人感受到身体功能的衰退，如气血不足、腰膝酸软等。本章精选的药酒配方，旨在帮助大家调和阴阳、补充精气，以期达到增强体质、延年益寿的效果。

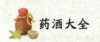
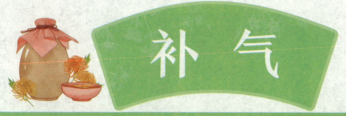

补 气

人参地黄酒

 药酒配方

人参15g

熟地黄60g

蜂蜜100g

白酒 1000ml

制酒方法

将人参、熟地黄切成薄片，一同置入干净容器中，加入1000ml白酒浸泡，密封，14日后开封。开封后过滤其药渣，再加蜂蜜搅拌均匀，静置、过滤，装瓶备用。

用药有方： 口服。每次15ml，每日2次。

效用主治： 气血双补，扶赢益智。主治气血不足、面色不华、头晕目眩、神疲气短、心悸失眠、记忆力减退。

酒方来源： 参考《景岳全书》。

中医小讲堂

补气除了药补，还可以通过食补和运动来达到其目的。但食补的前提是脾胃功能健全，所以首先应健脾胃，然后保障食物的均衡、营养，使身体气血化生有源。而运动可选择瑜伽、太极拳等缓慢的运动，用以吸收大自然中的清气，并使其转化为人体宗气。要注意的是，体质较强、正气不虚者，不宜长时间或大量服用补气的药食。

益气健脾酒

药酒配方

 党参30g
 炒白术20g
 茯苓20g
 炙甘草10g
 白酒500ml

制酒方法

将上药共研为粗末，装纱布袋，扎口，置容器中，白酒浸泡。7日后取出药袋，压榨取液，将榨取液与药酒混合，静置，过滤后装瓶备用。

用药有方： 口服：每次服10~20ml，日服2次。

效用主治： 补气健脾。主治脾胃气虚、短气无力、脘腹胀满、不思饮食。

药师提示： 消化性溃疡病患者忌服。

酒方来源： 参考《太平惠民和剂局方》。

三圣酒

药酒配方

 人参20g
 怀山药20g
 白术20g
白酒500ml

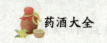

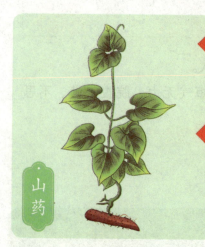

制酒方法

将上药打碎，入布袋，置砂锅内，加入500ml白酒，盖好，放文火上煮沸，待冷，加盖密封，置阴凉处。3日后开封，悬起药袋沥尽，再用细纱布过滤一遍，贮瓶备用。

用药有方： 每次空腹温服10~20ml，每日早、中、晚各1次。

效用主治： 大补元气，生津止渴，健脾胃。主治体虚气弱、面黄肌瘦、气短、心慌、缺乏食欲等。

药师提示： 凡属禀赋不足或年老气虚而致脾胃虚弱者可时常饮服。不善饮酒者，可用黄酒热浸。阴虚火旺者慎服。

酒方来源： 参考《圣济总录》。

性味归经

味甘，性平。归脾、肺、肾三经。

用药部位

薯蓣科植物薯蓣的干燥根茎。

使用禁忌

不适合肾阴虚的人食用。

功效主治

健脾养胃、生津益肺、补肾涩精。主治脾虚食少、久泻不止、肺虚喘咳等。

山药

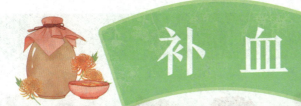

补 血

宫方定风酒

药酒配方

天冬15g

麦冬15g

生地黄15g

熟地黄15g

川芎 15g

五加皮 15g

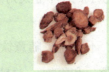

川牛膝 15g

川桂枝 9g

白蜜 500g

赤砂糖 500g

陈米醋 500ml

白酒 20000ml

制酒方法

将前八味药捣碎，入布袋，置瓷坛内，加入20000ml白酒并与白蜜、赤砂糖、陈米醋搅匀，豆腐皮封口，压以巨砖，放水锅内蒸三炷香，取起，埋入土中7日以出火毒。取出即可服用。

用药有方： 口服。不拘时饮之。

效用主治： 滋阴，补血，息风。凡患虚风病者均可用之。

酒方来源： 参考《杨氏家藏方》。

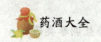

归圆杞菊酒

当归（身）30g

龙眼肉 240g

枸杞子 120g

甘菊花 30g

白酒 3500ml

烧酒 1500ml

制酒方法

将上药共制为粗末，入布袋，置容器中，加入3500ml白酒和1500ml烧酒，密封，浸泡月余后即可饮用。

用药有方：口服。不拘时，随意饮之。

效用主治：补心肾、和气血、益精髓、壮筋骨、发五脏、旺精神、润肌肤、悦颜色。主治阴血不足。

酒方来源：参考《摄生秘剖》。

延寿酒

黄精 2000g

苍术 2000g

天冬 1500g

松叶 1500g

枸杞子 5000g

酒曲适量

制酒方法

采用常法酿酒，将上药捣碎加入即可。

用药有方：口服。每次10ml，每日2~3次。

效用主治：健脾胃，益精血，祛风湿，补肝肾。主治脾弱、精血不足，还有因风湿而出现的食少体倦、头晕、目暗、筋骨不利等。

药师提示：凡畏寒肢冷、下肢水肿者忌服。

酒方来源：参考《中藏经》。

当归补血酒

药酒配方

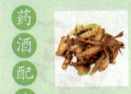
当归 30g

黄芪 150g

白酒 1000ml

制酒方法

将上药碎成粗粉，用纱布袋装上，扎口，用1000ml白酒浸泡，14日后取出药袋，压榨取液。将榨得的药液与药酒混合，静置后过滤即可。

用药有方：口服。每次20ml，每日2次。

效用主治：补气生血。主治气血虚弱、头昏目眩、倦怠乏力、面色萎黄，还可治疗白细胞减少症、血小板减少性紫癜、子宫发育不良引起的原发性闭经等。

药师提示：阴虚发热者忌用。

酒方来源：参考《内外伤辨惑论》。

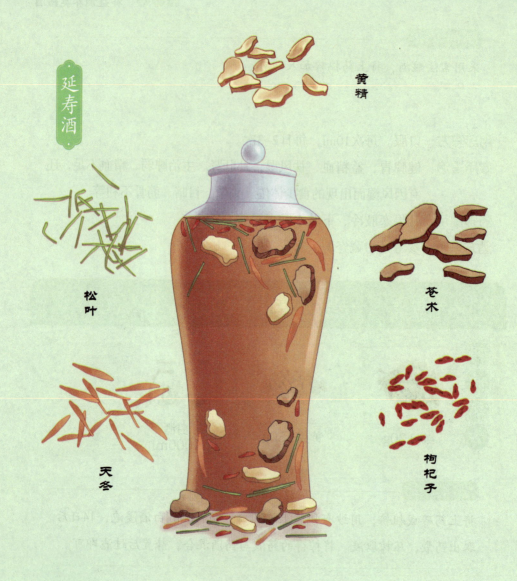

黄精

松叶

苍术

天冬

枸杞子

黄 精	可补气养阴、健脾润肺、益肾。
苍 术	可燥湿健脾、祛风散寒、明目。
天 冬	可养阴润燥、清肺生津。
松 叶	可祛风祛湿、杀虫止痒。
枸杞子	可滋补肝肾、益精明目。

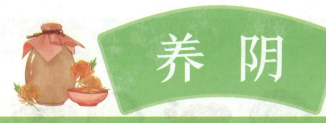

养 阴

天冬酒

药
酒
配
方

天冬
15000g

糯米
11000g

酒曲5000g

制酒方法

将天冬（去心）捣碎，加220000ml水，煎至减半，浸糯米，沥干，蒸饭，候温，入5000g酒曲（压碎）和药汁拌匀，入瓮密封，保温，如常法酿酒。酒熟，压去糟滓，收贮备用。

用药有方：口服。每日临睡前服20~30ml。

效用主治：清肺降火，滋肾润燥。主治肺肾阴亏、虚劳潮热、热病伤津、燥咳无痰。

药师提示：凡风寒咳嗽、脾胃虚寒和便溏者不宜服用。

酒方来源：参考《本草纲目》。

温馨贴士

饮用药酒时不能服用其他药物

　　饮用药酒时尽量不要同时服用其他药物，疗效不同的药酒更不要交叉使用，否则可能会影响治疗效果，或是引起其他不良后果。

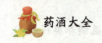

地黄滋补酒

药酒配方

熟地黄100g　　怀山药120g　　山茱萸100g　　茯苓50g　　泽泻50g

牡丹皮 25g　　白酒2500ml

制酒方法

将上述诸药研成粗粉，放纱布袋中，扎口，浸于2500ml白酒中，1个月后取出药袋，压榨取汁。将榨得的药液与药酒混合，过滤即得。

用药有方：口服。每日临睡前饮15~25ml。

效用主治：滋阴补肾。主治肾阴虚，症见腰膝酸软、目眩头晕、耳鸣耳聋、盗汗遗精、手足心热、足跟作痛、舌燥咽干等。

酒方来源：参考《小儿药证直诀》。

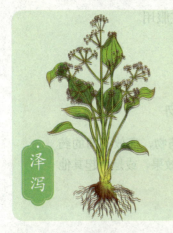

泽泻

性味归经

味甘、淡，性寒。归肾、膀胱经。

使用禁忌

肾虚滑精、无湿热者禁服。

用药部位

泽泻科植物东方泽泻或泽泻的干燥块茎。

功效主治

利水渗湿，泄热，化浊降脂。主治小便不利、水肿胀满、泄泻尿少、热淋涩痛、高脂血症等。

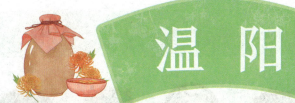

温阳

羊藿秘传酒

药酒配方

淫羊藿30g

巴戟天15g

补骨脂15g

菟丝子15g

杜仲15g

金樱子30g

川牛膝15g

肉桂6g

沉香3g

白酒2000ml

制酒方法

将上药碎成粗粉，用纱布袋装上，扎口，用2000ml白酒浸泡。14日后取出药袋，压榨取液。将榨得的药液与药酒混合，静置、过滤，即得。

用药有方：口服。每次15～20ml，每日2次。

效用主治：壮阳益精，延年益寿。主治肾阳不足、肾精亏损、老年体弱所致的腰膝酸痛等。

药师提示：阴虚火旺者忌服。

酒方来源：参考《箓竹堂集验方》。

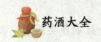
药酒大全

八味黄芪酒

药酒配方

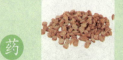 黄芪60g
 五味子60g
 萆薢45g
 防风45g
 川芎 45g

 川牛膝 45g
 独活 30g
 山茱萸 30g
 白酒 1500ml

制酒方法

将上药共研为粗末，入布袋，置容器中，加入1500ml白酒，密封，浸泡5~7日，过滤去渣，即成。

用药有方：每次空腹温服10~20ml，每日1~2次。

效用主治：益气活血，益肾助阳，祛风除湿。主治阳气虚弱、手足逆冷、腰膝疼痛。

酒方来源：参考《圣济总录》。

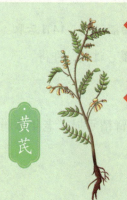

·黄芪

性味归经

味甘，性微温。归脾、肺经。

用药部位

为豆科植物蒙古黄芪或膜荚黄芪的干燥根。

使用禁忌

凡表实邪盛、疮疡初起或溃后热毒尚盛者，均不宜用。

功效主治

补气升阳、固表止汗、利水消肿、生津养血、托毒排脓等。主治气虚乏力、食少便溏、中气下陷、泄泻脱肛、便血崩漏、表虚自汗、气虚水肿等。

第九章
健脑安神类药酒

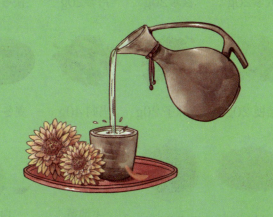

　　若45岁以前出现明显的记忆力衰退，并伴有耳聋眼花、精神不足、工作效率低等表现，大多是由心脾不足、肾精虚衰造成的。要加强营养，多摄入身体需要的各种营养物质。治疗应该注重健脾、养心、补肾，常用中药有人参、五味子、龙眼肉、远志、莲子、石菖蒲等。

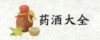

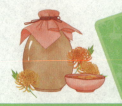

精神倦怠

天王补心酒

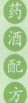药酒配方

人参20g

玄参20g

丹参20g

茯苓20g

远志20g

桔梗 20g

五味子 20g

当归 40g

麦冬 40g

天冬 40g

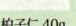
柏子仁 40g

酸枣仁 40g

生地黄 100g

白酒 2500ml

制酒方法

将上药共研为粗末，用纱布袋装上，扎口，置入干净容器中，加入2500ml白酒，密封浸泡。7日后开封，去药渣，过滤，装瓶备用。

用药有方：口服。每日临睡前半小时服20ml。

效用主治：滋阴清热，养心安神。主治阴血不足、心烦失眠、精神衰疲、健忘盗汗、大便干结。

药师提示：脾胃虚寒、湿痰多者慎用。

酒方来源：参考《摄生秘剖》。

玉灵酒

药酒配方

龙眼肉 100g

西洋参 20g

白砂糖 100g

白酒 1000ml

制酒方法

将西洋参粉碎成粗末，与龙眼肉同置于纱布袋中，扎口，用1000ml白酒浸泡。21日后取出药袋，加入白砂糖搅拌均匀，静置、过滤，即得。药袋可再用250ml白酒浸泡，7日后取出药袋，压榨取液，将榨取液混合药酒，静置、过滤，即得。将前后两次的药酒混合，装瓶备用。

用药有方：口服。每次10～30ml，每日1次，睡前服用。

效用主治：益气养心。用于老年体弱、心慌气短、失眠多梦、疲倦乏力、自汗盗汗。

酒方来源：参考《随息居饮食谱》。

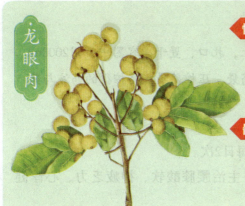

龙眼肉

性味归经

味甘，性温。归心、脾经。

用药部位

无患子科植物龙眼的假种皮。

使用禁忌

体内有痰火者忌服。

功效主治

补益心脾，养血安神。主治气血不足、心悸怔忡、失眠健忘等。

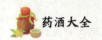
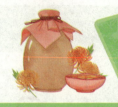

记忆力减退

人参不老酒

人参20g

川牛膝20g

菟丝子20g

熟地黄10g

当归20g

杜仲15g

生地黄10g

柏子仁10g

石菖蒲10g

枸杞子10g

地骨皮10g

白酒 2000ml

制酒方法

将诸药共研为粗末，用纱布袋装上，扎口，置干净容器中，用2000ml 白酒浸泡。密封容器14日后取出药袋，压榨药袋，将榨得的药液与药酒混合，过滤装瓶，密闭备用。

用药有方：口服。每次10～20ml，每日2次。

效用主治：滋肾填精，补气益智。主治腰膝酸软、神疲乏力、心悸健忘、头晕耳鸣。

酒方来源：参考《寿亲养老新书》。

五加远榆酒

药酒配方

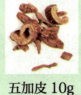 五加皮 10g

 地榆 10g

 远志 10g

 白酒500ml

制酒方法

将上药捣碎，置容器中，添加500ml白酒，密封，隔水文火煮沸，去渣留液。

用药有方：口服。每次10ml，每日1次。

效用主治：强筋壮骨，安神益智。主治年老体弱、腰膝酸软、神疲乏力、头晕目眩、失眠健忘、记忆力减退。

酒方来源：参考《本草纲目》。

安神酒

药酒配方

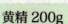 黄精 200g

 肉苁蓉200g

 白酒 4000ml

制酒方法

将上药捣为粗末，放置在干净容器中，放入4000ml白酒浸泡，封口。7日后开封，过滤去渣，装瓶备用。

用药有方：口服。每次15～20ml，每日2次。

效用主治：益精，养神。主治神经衰弱、记忆力减退。

酒方来源：参考《中药制剂汇编》。

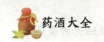

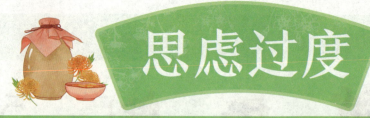

思虑过度

首乌五味酒

药酒配方

制何首乌
50g

五味子50g

白酒
1000mL

制酒方法

何首乌切片，五味子捣碎，置容器中混匀，添加白酒，每日振摇
1～2次，密封浸泡15日，去渣留液。

用药有方： 口服。每日2次，每次10～20ml。

效用主治： 补益肝肾，益智宁神。主治脑力劳动过度，或情绪紧张、失眠健忘、头晕、工作效率下降、易感疲劳、血脂过高、血管硬化、冠心病。

药师提示： 忌用铁器浸酒。大便溏泄、感冒发热、食滞便秘、高血压者忌服。少数人服用何首乌可出现肝损害、皮肤过敏、眼部色素沉着、腹痛、泄泻等症状，应立即停用。

酒方来源： 参考《惠直堂经验方》。

温馨贴士

不要将不同种类的药酒混合饮用

因为药酒中的成分复杂，混合饮用可能会产生化学反应，增加不良反应的发生概率。

归脾养心酒

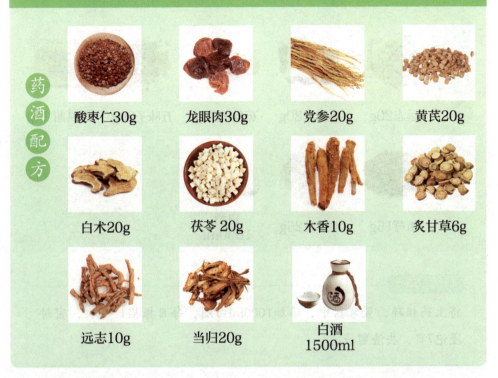

药酒配方

酸枣仁30g　龙眼肉30g　党参20g　黄芪20g

白术20g　茯苓20g　木香10g　炙甘草6g

远志10g　当归20g　白酒1500ml

制酒方法

将诸药碎成粗粉，用纱布袋装上，扎口，用1500ml白酒浸泡。14日后取出药袋，压榨取液。将榨得的药液与药酒混合，静置、过滤，即得。

用药有方：口服。每次20ml，早、晚各1次。

效用主治：补脾养心，益气养血。主治思虑过度、劳伤心脾、心悸怔忡、健忘失眠。

酒方来源：参考《济生方》。

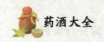

读书丸酒

远志20g

熟地黄20g

菟丝子20g

五味子20g

石菖蒲15g

川芎15g

地骨皮25g

白酒
1000ml

制酒方法

将上药粗碎，置容器中，添加1000ml白酒，每日振摇1～2次，密封浸泡7日，去渣留液。

用药有方：口服。每次10ml，每日2次。

效用主治：补肾填精，养血安神。主治思虑过度、身体亏虚、记忆力减退、不耐久劳、持续学习或工作时出现头痛头晕、疲困难支、心悸失眠、腰膝酸软。

药师提示：阴虚火旺、便溏者忌服。

酒方来源：参考《证治准绳》。

温馨贴士

不要服用变质的药酒

无论药酒在不在保质期内，如果出现了质地变浑、有明显絮状物、表面出现油膜或者有酸败味道等变质情况，一定要停止服用，否则容易中毒。

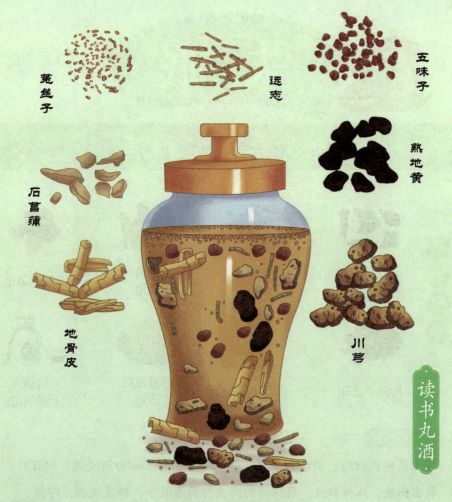

菟丝子

远志

五味子

熟地黄

石菖蒲

地骨皮

川芎

·读书丸酒·

远 志	可安神益智、交通心肾、祛痰、消肿。
熟地黄	可补血滋阴、益精填髓。
菟丝子	可补益肝肾、固精缩尿、明目、安胎、止泻。
五味子	可益气生津、收敛固涩、补肾宁心。
石菖蒲	可开窍化痰、醒神益智、化湿开胃。
川 芎	可活血行气、祛风止痛。
地骨皮	可凉血除蒸、清肺降火。

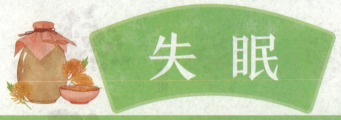

失 眠

地黄养血安神酒

药酒配方

熟地黄50g

当归25g

制何首乌 25g

龙眼肉20g

枸杞子 25g

沉香 1.5g

炒薏苡仁 25g

白酒 1500ml

制酒方法

将上药碎成粗粉，用纱布袋装上，扎口，用1500ml白酒浸泡。14日后取出药袋，压榨取液。将榨得的药液与药酒混合，静置过滤，即得。

用药有方：温服。每次15～20ml，每日2次。

效用主治：养血安神。主治失眠健忘、心悸怔忡、须发早白、头晕目涩。

酒方来源：参考《惠直堂经验方》。

温馨贴士

服用药酒后的注意事项

饮用药酒之后，要注意观察自己的身体反应。如果出现头晕、恶心、呕吐、心慌、皮疹等不适症状，应立即停止饮用，并及时就医。

健脑安神酒

药酒配方

何首乌 25g

五味子 25g

白酒500ml

制酒方法

将何首乌、五味子分别洗净，捣碎，放在容器中，然后注入500ml白酒，加盖密封，浸泡半个月后，即可开封饮用。

用药有方： 口服。每次10ml，每日2次。

效用主治： 健脑安神。主治过度脑力劳动或情绪紧张导致的失眠、健忘、头晕、心悸怔忡。

药师提示： 外感发热者忌服。

酒方来源： 参考《惠直堂经验方》。

延龄酒

药酒配方

枸杞子 120g

龙眼肉 60g

当归 30g

炒白术 15g

黑豆 175g

白酒 3500ml

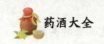

制酒方法

将黑豆捣碎，和其他四味药一起装入纱布袋中，和3500ml白酒一起放置在干净带盖的容器中。密封浸泡7日以上，即可服用。

用药有方： 口服。每次20ml，每日早、晚各1次。

效用主治： 滋养心血，健脾胃。主治面色萎黄、体质虚弱、失眠多梦、毛发干枯等。

药师提示： 上火、感冒患者忌服；忌食生冷刺激性食物；孕妇忌服。

酒方来源： 参考《寿世编》。

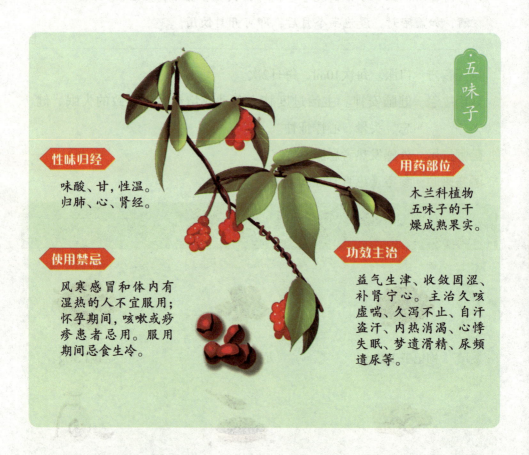

·五味子

性味归经

味酸、甘，性温。归肺、心、肾经。

用药部位

木兰科植物五味子的干燥成熟果实。

使用禁忌

风寒感冒和体内有湿热的人不宜服用；怀孕期间，咳嗽或痧疹患者忌用。服用期间忌食生冷。

功效主治

益气生津、收敛固涩、补肾宁心。主治久咳虚喘、久泻不止、自汗盗汗、内热消渴、心悸失眠、梦遗滑精、尿频遗尿等。